羊头鼻内镜外科解剖

[克罗地亚] 兰科·马拉蒂纳（Ranko Mladina）　著

克罗地亚萨格勒布市Rebro-KBC大学医院耳鼻咽喉及头颈整形教授

克罗地亚共和国卫生和社会保障部鼻窦和鼻窦内镜外科培训中心主任

主　译　陈　雷

译　者　李　亮　于　飞

中国协和医科大学出版社

图书在版编目（CIP）数据

羊头鼻内镜外科解剖／［克罗地亚］兰科·马拉蒂纳（Ranko Mladina）著；陈雷主译. —北京：中国协和医科大学出版社，2017.9
ISBN 978-7-5679-0797-3

Ⅰ.①羊… Ⅱ.①兰… ②陈… Ⅲ.①鼻窦疾病-内窥镜检-耳鼻喉外科手术 Ⅳ.①R765.4

中国版本图书馆 CIP 数据核字（2017）第 041303 号

著者兰科·马拉蒂纳（Ranko Mladina）通讯地址：
Prof. Dr. Ranko Mladina
Pročelnik Referentnog centra za rinosinusologiju i
endoskopsku sinusnu kirurgiju
Ministarstva zdravstva i socijalne skrbi Republike Hrvatske
Redoviti član Hrvatske akademije medicinskih znanosti
E-pošta：prof_mladina@ yahoo.com
　　　　 rmladina@ gmail.com

著作权合同登记图字：01-2016-8441 号

羊头鼻内镜外科解剖

著　　者：［克罗地亚］兰科·马拉蒂纳（Ranko Mladina）
主　　译：陈　雷
责任编辑：戴申倩

出版发行：**中国协和医科大学出版社**
　　　　　（北京东单三条九号　邮编 100730　电话 65260431）
网　　址：www. pumcp. com
经　　销：新华书店总店北京发行所
印　　刷：北京雅昌艺术印刷有限公司

开　　本：889×1194　　1/16 开
印　　张：9.25
字　　数：90 千字
版　　次：2017 年 9 月第 1 版
印　　次：2017 年 9 月第 1 次印刷
定　　价：116.00 元

ISBN 978-7-5679-0797-3

（凡购本书，如有缺页、倒页、脱页及其他质量问题，由本社发行部调换）

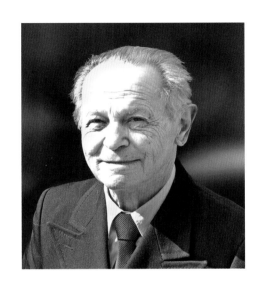

致　谢

作为主编我荣幸地将此书献给我的老师 Radovan Subotić（医学博士）教授。没有他的启蒙和全面的支持，我不可能于 1989 年在克罗地亚开展经鼻内镜鼻窦外科生涯。

我和合作伙伴还要感谢 University Hospital Rebro（克罗地亚、萨格勒布）耳鼻咽喉科主任教授 Drago Prgomet 博士对整个编写过程慷慨和周到的支持。特别感激萨格勒布兽医解剖研究所的同仁：Hrvoje Gomerčić 教授、Tomislav Gomerčić 博士和 Martina Duras Gomerčić 博士。他们制作精细冻羊头解剖断面，为提供标记有全部相关解剖结构的清晰影像做出了高质量的工作。这对编辑这本综合性专题书籍的内容和羊鼻与鼻窦的外科解剖有很大的帮助。据我们所知，有理由认为到目前为止尚无有关羊的类似工作发表。

我们感谢萨格勒布私人放射工作室"Dijagnostika2000"放射团队所提供的为科学目的所制备的羊头的高质量 CT。我们所有的解剖均在傍晚进行，这需要护士长 Katica Gugić 女士带领的手术室护士和技师付出额外工作。我们感谢在本项目各环节中所得到的支持。所有精美绝伦的内镜照片均出自 Katarina Vuković 博士和他使用的 KARL STORZ AIDA 系统。作者除与 Vuković 大夫合作完成了所有解剖外，还负责拍摄了大体照片。最后，作为这本专著的主要作者，借此机会向在此未提到的，对本书的完成给予支持和帮助的人们表示特别的谢意。我和科室的同仁为本专著在庆祝我们科室创建 90 周年之际的 2011 年出版而十分自豪。

兰科·马拉蒂纳（Ranko Mladina）

萨格勒布，2010 年 7 月

前　言

内窥镜下鼻腔鼻窦手术操作空间狭小，术区通常与一些重要解剖结构毗邻，如大血管（颈动脉、基底动脉）及其相关结构。这些重要结构常常会受到病变侵犯，在手术中容易受到损伤。这未必会立刻带来致命性的后果，但在术中、术后还是会给操作者造成不小的麻烦（如眼动脉、蝶腭动脉、额极动脉或筛动脉出血）。除了这些血管以外，鼻内镜手术涉及区域还靠近一些重要神经，如位于蝶窦外侧壁的视神经、位于上颌窦顶壁的眶下神经、位于蝶鞍上方的垂体，以及一些更为重要的神经结构。因而这是一门极富挑战性的学科。

鼻内镜手术对操作者的要求极高，在这一区域内进行准确的解剖定位是掌握该项技术的关键。在多数情况下，经鼻内镜鼻窦手术是在30°或45°镜下进行的，只有那些具备丰富经验的操作者才能做到对镜下图像的准确判读。正确的解剖学知识和良好的定位能力是实现安全有效手术的先决条件。在对术区解剖标志的定位情况充分了解之前就贸然涉足手术，将会使粗心的医生误入歧途。这只会增加患者医源性损伤的风险，而不是良好的手术疗效。

此外，鼻内镜手术的特点是术者要在观察屏幕的情况下进行操作。这就意味着观察和操作是同时进行的，而方向却完全不同。旁观者可能认为这种手眼之间的协调是很容易做到的，但事实并非如此。最好的证据就是，初学者常常会在鼻内镜手术中"迷失方向"——混淆结构。他们无法判断器械的尖端到底在术区哪个结构内，更无法准确地定位图像。因此，对于复杂的鼻内镜手术来说，要用屏幕上的图像信息来指导双手的操作是极其难以掌握的。

因此我们认为，对术区进行准确定位的能力来源于丰富的理论知识和长期不懈的实践。而就理论知识而言，新手需要在描述解剖学和临床解剖学两个方面同时进行强化学习，包括各种解剖变异等。同时，细致的解剖练习也将为掌握和提高手术技能打下一个良好的基础。要知道，没有人生来就什么都会，包括鼻内镜手术。不能认为鼻内镜技术尚不熟练的医生就不是一个优秀的耳鼻喉科专家，事实并非如此！

想要在鼻内镜手术方面不断提高，你就要持之以恒多加练习。而这才是促使新手取得飞速进步的"天赋"。在这过程中，缺乏天赋的同事更应该领悟到这一点，并自觉地去提高自己。

然而问题是怎样看一个人是否具有天赋？最可行的方法就是去做动物模型训练。因为尸头训练的成本越来越高，更不必说还有些国家在伦理、法律方面是限制或禁止使用尸头的。

此外，解剖训练的目的也并不是让新手去学怎样治病，而是让他们通过使用合适的器械获得满意的手术技巧。我们的解剖课程正是意在让受训者熟悉鼻内镜（一手掌握）和用于狭窄鼻腔鼻窦内的各种器械（另一手掌握）的使用方法。这才是重点！

当受训者通过模型解剖获得了足够的经验和技巧，在人体上进行实际手术操作就将变得更加容易。当然，这应当在高年资医师的监督下进行。

正因为如此，我们为羊头解剖训练制定了详细的计划，正如我们在每年训练课程上所使用的。大家称之为 CIRAS（克罗地亚国际鼻科手术高级班）。无论训练着重于中隔手术、鼻整形手术，还是内镜下鼻窦手术，受训者们对课程的全过程都非常满意。

总而言之，本书旨在为学员在羊头标本解剖训练中获得愉快、全面而彻底的学习体验提供一个实践指南。其内容涵盖了详细的描述解剖学和临床解剖学知识，与实际操作课程相辅相成。

本书专为逐步引导学员进行解剖练习而设计。我们诚挚希望学员都带着敏锐的眼光，平静的双手，以及足够的耐心和能力。这对于每一位热切期望参与这段兴奋体验的学员来说都必不可少。

兰科·马拉蒂纳（Ranko Mladina）及同事

目　录

羊头解剖的准备 …………………………………………………………… （ 1 ）

准备内镜 ……………………………………………………………………… （ 7 ）

内镜解剖 ……………………………………………………………………… （ 11 ）

专论章节 ……………………………………………………………………… （ 23 ）

　上颌窦 ……………………………………………………………………… （ 24 ）

　筛窦 ………………………………………………………………………… （ 36 ）

　经鼻内镜脑脊液漏修补 …………………………………………………… （ 44 ）

　经鼻内镜下眼眶减压术 …………………………………………………… （ 48 ）

　额窦 ………………………………………………………………………… （ 54 ）

　Draf 额窦手术 …………………………………………………………… （ 61 ）

　　Draf Ⅰ型手术 ………………………………………………………… （ 61 ）

　　Draf Ⅱ型手术 ………………………………………………………… （ 64 ）

　　Draf Ⅲ型手术 ………………………………………………………… （ 66 ）

　泪囊鼻腔吻合术 …………………………………………………………… （ 69 ）

推荐器械及设备 ……………………………………………………………（73）

  鼻内镜及基本器械 ………………………………………………………（73）

  耳鼻喉科综合动力系统 …………………………………………………（86）

  NAV1 optical 手术导航系统 ……………………………………………（117）

  IMAGE1 S 影像平台 ………………………………………………………（124）

羊头解剖的准备

我们把充足数量的羊头贮存在冰箱中，根据需要使用。必须仔细计划解剖时间，因为需要将羊头准确地融化到最方便进行手术训练的水平。这意味着，在-15℃到-20℃的平均温度下冷冻的羊头，需要花费 8 个小时才能在 22℃的室温下完全解冻；如果将其置于诸如平均温度为+5℃到+6℃的标准冰箱中缓慢融化，则需要 12～16 个小时才能完全解冻。

融化过程一旦完成，我们建议首先使用热自来水清洗羊头。然后，使用纸巾清洁羊头，最后放在一块新鲜的雕塑土上（图 1a）；或采用更有效的方法（特别是用于神经导航），借助特殊的头架进行固定（图 1b、图 1c、图 1d 和图 1e）。

然而，我们建议将羊头置于水中浸泡 24 小时。最重要的是采用颅顶部分朝向容器底部的方法浸泡（图 2）。此外，我们通常添加一些酒醋（每 2 升水约 3 汤匙），以溶解所有黏液性分泌物，这些分泌物通常聚集于羊头鼻腔中。

每当外科医生将内镜插入鼻腔时，如果这些分泌物遗留在鼻腔内，就将黏附在镜

头上使镜头变得模糊不清，严重妨碍了解剖的进行。羊头浸泡 24 小时后，取出羊头，
干燥并进行快速解剖或贮存于冰箱中。

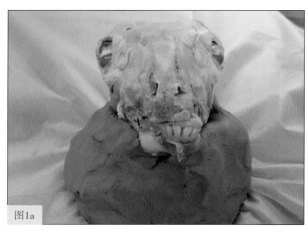

图1a

将羊头置于一块雕刻土上。牢固连接羊头与雕刻土后即可轻松开始解剖

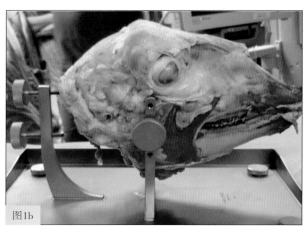

图1b

固定于头架上的羊头侧面观。在这种情况下，仅使用后上方以及左右两侧螺钉进行固定

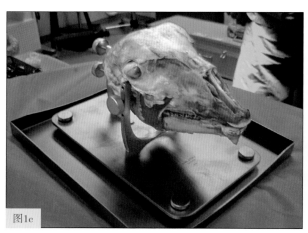

图1c

牢固固定于头架上的羊头四分之三侧面观。通常情况下，羊头后方一个螺钉以及两侧各一个螺钉即足以牢固固定头部位置，从而可以方便且舒适地进行解剖

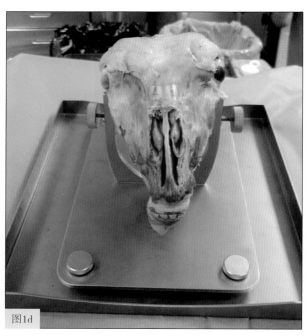

图1d

固定于头架上的羊头前面观

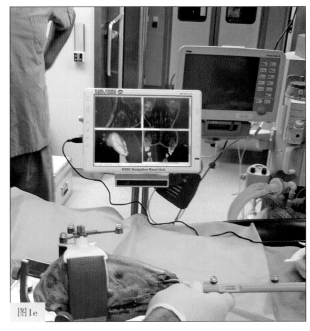

图1e

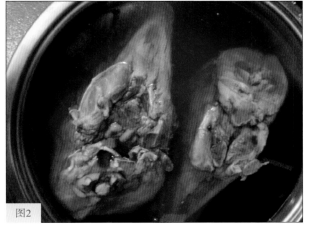

图2

头架是非常有用的工具，在使用神经导航系统的情况下，可以高精度地开展工作

将两个羊头浸泡于水与酒醋混合溶液中 24 小时

如果不打算在短期内开始解剖，可以按照下述方法干燥，即仅使用自来水冲洗标本，置于塑料袋内，贮存在冰箱中。我们发现以这种方式制备的羊头更有助于解剖成功。

在解剖最开始，建议切除口鼻的主要部分，包括鼻中隔（图 3a-图 3o）。因为在笔者看来，这些部分对于内镜鼻窦手术来说，没有任何影响。此外，考虑到羊鼻腔入口相对较窄（比人类窄），插入内镜后，实际上不可能将设备导入鼻腔。

我们使用 10 号手术刀切除口鼻部，我们发现 10 号手术刀最合适，因为它的宽度、长度和硬度足以达到安全进行切除的目的。当切除口鼻部以及鼻中隔前部后，入口部位变宽，足以让内镜顺利进入鼻腔，并顺畅地进行解剖。

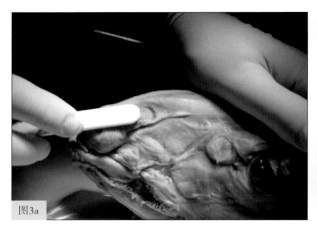

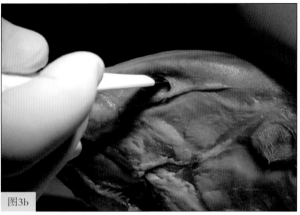

使用手术刀柄触碰鼻前孔周围的软组织，确定进行首次切开的位置

从该点向前，准确地进行切除

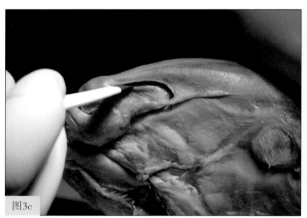

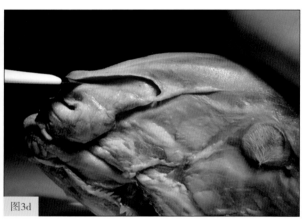

引导手术刀朝向鼻骨远端移动

刚好从鼻骨尖下经过

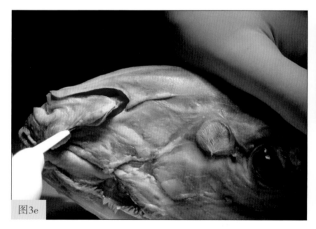

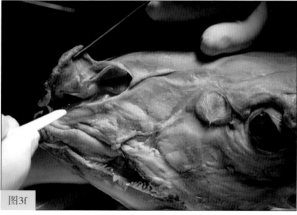

继续沿着鼻前孔轮廓进行切除

跨至对侧

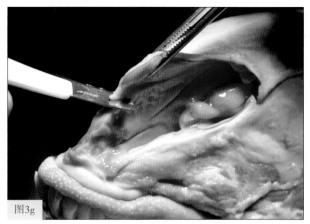

继续在鼻前孔对侧进行切除直至

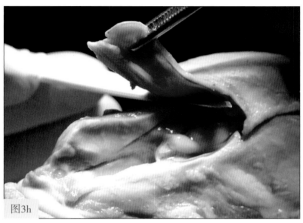

与另一侧的切口汇合

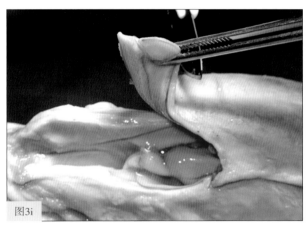

从上面横向切除

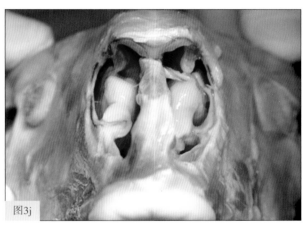

鼻中隔仍然遮挡鼻腔视野

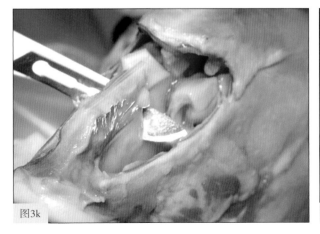

这就是为什么我们在实践操作中要切除鼻中隔前部（绝大部分）的原因

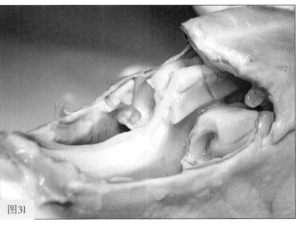

标本现已准备好进行内镜手术

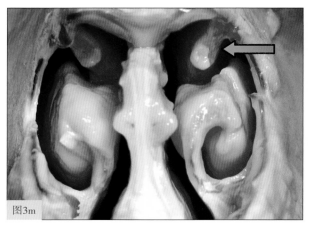

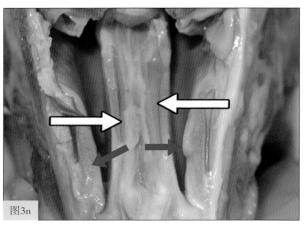

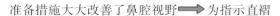

准备措施大大改善了鼻腔视野➡️为指示直褶   ⬜➡️指示犁鼻管，➡️指示海绵丛

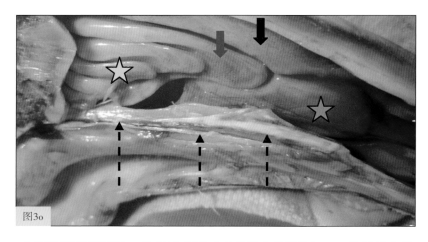

左侧鼻腔侧壁视图➡️指示直褶（对应于人类筛泡），➡️指示中鼻甲，☆指示一些较小的壳样结构后面隐藏的筛骨迷路，★指示下鼻甲，┅┅➤指示犁鼻神经和梨鼻管（神经为灰色）

直褶是一种非常有趣的解剖结构，内镜一旦插入鼻腔，很快就会观察到它（图3m和图3o）。实际上，直褶代表位于大部分前鼻腔的黏膜皱襞。向背侧，直褶气化程度逐渐增加，最终转变为上鼻甲。该解剖结构的最下方位于筛骨迷路的上方，以盲端结束，与额窦的距离非常近，邻近额窦的最前下部分。这一情况清晰地显示于冠状解剖图（图21和图25）和冠状位CT扫描上（图20和图28）。

如上文所述，直褶或后方的上鼻甲，相当于人类的筛泡。为了在人类经鼻内镜手术中保持筛泡的完整性，外科医师应充分认识到在搜索鼻额隐窝和额窦口时筛泡损伤的风险并确保安全，这一点至关重要。因此，同样应避免羊的直褶和上鼻甲损伤。

准 备 内 镜

大部分解剖操作使用 30°内镜进行。在罕见情况下以及出于训练目的，也可以使用 0°内镜。70°内镜大多用于高级解剖水平，高级解剖水平是指学员已经具备一定程度的手术技巧和经验，并能够应对与空间定位相关的固有挑战。但即使是经验丰富的高级别外科医师，也难以处理这种挑战。

开始进行解剖时，操作者必须检查内镜的景深和图像质量，实际上意味着图像必须清晰，无论是通过目镜直接观察还是通过屏幕观察。还包括使用专用湿海绵或酒精浸透的纱布垫轻柔擦拭远端镜头对其进行清洁。不能只是使用洁净海绵或湿纱布摩擦镜头对其进行清洁，而是应当通过内镜头的半圆形运动（镜头置于纱布或海绵上，从后向前轻柔滑动）对镜头进行清洁，如**图 4** 所示（30°内镜）。

一般而言，真实鼻内镜手术和所有类型的尸体解剖中都会出现内镜远端镜头起雾的问题。活体患者情况下，由于鼻腔内部与外界空气的温度差异，会产生湿气凝结；而在尸体解剖时，由于光学镜头近距离接触羊所有鼻腔和鼻窦腔内的极黏、油腻黏

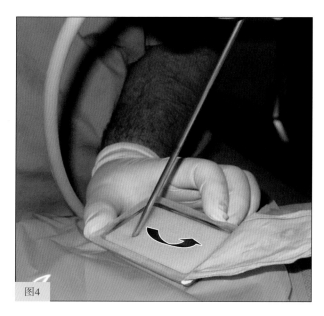

图4

向上30°前斜内镜的一个设计特点即具有斜尖。因此，清洁时，应将镜头置于海绵上，从后向前轻柔滑动，在这幅图上看起来好像是内镜从左向右移动

液，会导致镜头起雾。因此，谨慎的做法是准备一捆浸泡于生理溶液中的纱布，从而可以随时清洁镜头，通过使用经酒精浸泡的纱布垫擦拭镜头或将镜头置于专用于清洁目的的半制品海绵表面上移动，防止起雾。正确清洁镜头后，首先应对焦点进行评估。测试方法非常简单：只需将内镜朝向光源，通过内镜的目镜直接观察。图像应非常清晰（图5）。

第二项测试旨在评估屏幕图像的质量，首先需要将内镜与摄像头连接（图6）。可以通过调整摄像头的可旋转外环获得最高级别清晰度和锐度，该旋转外环是数十年来一直使用的 Karl Storz 摄像机的恒定部件（图7）。

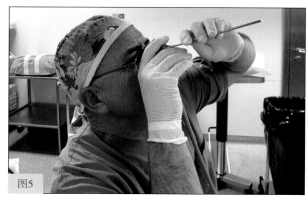

图5

进行第一项测试以评估内镜的图像质量

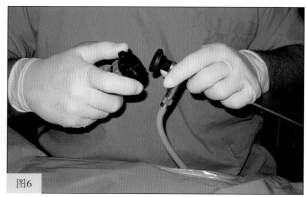

图6

连接内镜的目镜与摄像头

　　确认所需的屏幕图像质量之后，通常需要调整图像位置，即调整手术野屏幕图像至适当位置。手术野屏幕图像经充分定位后，外科医师能够在观察屏幕的同时仍然保持舒适、轻松的坐姿，好像是"坐于病人胸前正中"，从而精确地在正中矢状面插入内镜（**图**8和**图**9）。如果外科医师是右利手，通常应坐于或立于患者右侧，反之亦然。无论如何，当外科医师坐于或立于手术台旁并直视前方时，只看到手术室的门窗或其他部分，而非患者鼻部。对于这一问题，有一个非常简单的解决方案：应将屏幕尽可能放置在外科医师对面，这样才易于观察。

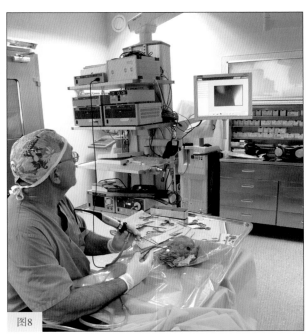

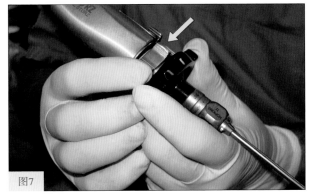

图7

⟹指示内镜摄影机的外环，可以向右或向左旋转，以控制屏幕图像的锐度和清晰度

图8

外科医师坐于手术台旁，目视屏幕上的图像，镜头位于鼻小柱前方

　　当确定视频屏幕上的图像位置时，内镜应与物体保持7~8厘米的距离。用右手向左或向右轻轻旋转内镜摄像机机身，同时用左手协助固定内镜保持原位，这意味着内镜纵轴朝向鼻小柱对称性对齐（**图**10和**图**11）。这样就可以获得0°至360°的

全视角图像（图12）。

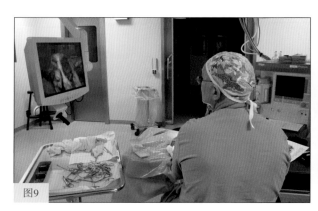

图9

外科医师直视前方，如果未使用屏幕，则看到墙壁
或手术室的其他部分，而非患者鼻部

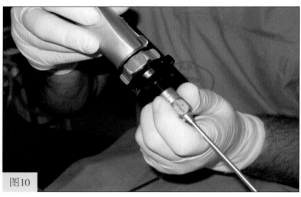

图10

确定手术野方向。左手于固定位置握住内镜，同时
右手沿摄像机纵轴旋转摄像机

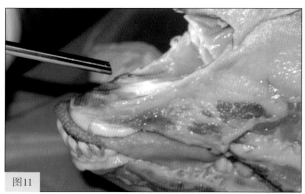

图11

恰当的手术野视图。30°内镜的远端镜头前斜指向鼻
中隔的剩余部分

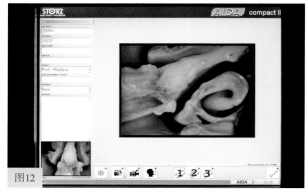

图12

未适当对齐显示手术野的屏幕图像（右侧大图）。
内镜的镜头指向右侧，需要将内镜和摄像机调整至
适当位置，才能使手术野图像具有相同的方向（屏
幕左下角小图）

　　手术野屏幕图像恰当定位后，就可以将内镜插入鼻内。插入内镜前，通常使用多
个装有酒精或2%过氧化氢溶液的20 ml注射器冲洗双侧鼻腔。最后，使用生理盐水溶
液冲洗双侧鼻腔，并使用吸管吸出鼻腔内的所有液体。

内 镜 解 剖

将内镜沿鼻腔底部小心推进，开始进行内镜解剖。

进入羊鼻腔后观察到的首个鉴别性特征与进入人鼻腔后观察到的结果相似，为鼻中隔；然后是一个与人下鼻甲非常类似的结构，以及另一个与人中鼻甲惊人相似的结构（**图 13**）。

这一结构可能最令人困惑，因为该结构（非常类似于人中鼻甲）的兽医学术语名称为**腹侧鼻甲**，意思是下鼻甲。在冠状位解剖切面上，它看起来像一个 4 个月大的胎儿，其背部直对鼻中隔（**图 14**）。根据兽医解剖学命名法，使用术语"中鼻甲"（羊）对位于羊鼻腔较深处的结构命名，该结构仅在几乎所有下鼻甲被切除时才可观察到。羊下鼻甲有两个主要部分：上方**背侧部**和下方**腹侧部**。

与所有其他四足动物一样，羊鼻中隔为笔直结构。只有一种结构在人类中非常罕见：位于鼻中隔最前方基底部的犁鼻突，其由犁鼻软骨构成（**图 3n** 和**图 13**）。该软骨覆盖犁鼻管两侧。

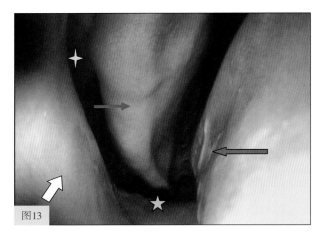

图13

羊左鼻腔内镜观

⟹指示由犁鼻软骨形成的犁鼻突。➡指示人中鼻甲类似结构，该结构在兽医学中被称为腹侧鼻甲（下鼻甲）。➡指示的结构并非下鼻甲，而是精确地指出鼻海绵丛。可以清晰地观察到扩张的血管。☆指示下鼻道，✢指示总鼻道

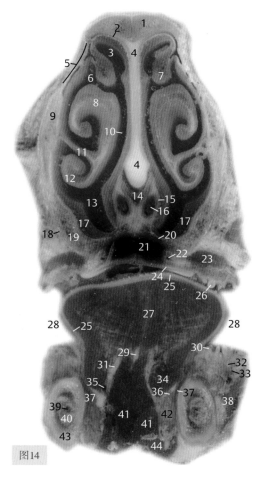

图14

羊头前部冠状位解剖切面

1	鼻骨	16	犁鼻管	31	舌下神经
2	背侧鼻软骨	17	鼻海绵丛	32	下唇
3	上鼻道	18	眶下神经	33	口轮匝肌
4	鼻中隔软骨	19	上颌骨体	34	舌骨舌肌
5	鼻切齿骨切迹	20	上颌骨-腭突	35	舌下动脉
6	中鼻道	21	硬腭静脉丛	36	多口舌下腺
7	直褶	22	腭大动脉	37	下颌舌骨肌
8	下鼻甲背侧部	23	背侧颊腺	38	下唇方肌
9	切齿骨鼻突	24	硬腭	39	下齿槽动脉、静
10	总鼻道	25	舌黏膜		脉、神经
11	下鼻甲	26	唇乳头	40	下颌管
12	下鼻甲腹侧部	27	舌体	41	颏舌肌
13	下鼻道	28	固有口腔	42	单口舌下腺
14	犁骨	29	舌中隔	43	下颌骨体-骨密质
15	犁鼻软骨	30	固有口腔-黏膜	44	颏舌骨肌

至少有两个理由可以恰当地解释为什么只是未在人类中观察到该结构。第一个原因是鼻科医师一般认为不存在犁鼻（Jacobson）器，因此当他们进行鼻部检查时不会去寻找犁鼻器。第二个原因就是无知：极少有鼻科医师知道，人体中退化的犁鼻器是何种形

状。因此，他们就不能对它进行追踪，即使它存在，也不能正确识别。此外，对鼻腔的这一部分进行内镜解剖时，我们可以清楚地观察到一种非常类似于人下鼻甲的结构。但对于羊来说，该"下鼻甲"并不完全相对于人下鼻甲。这是因为，实际上它并非任何鼻甲，而是鼻黏膜内的海绵丛，其所在位置对于人来说将观察到的是下鼻甲。该解剖细节的名称为**鼻海绵丛**（图 3n、图 14 编号 17，图 15 和图 16）。

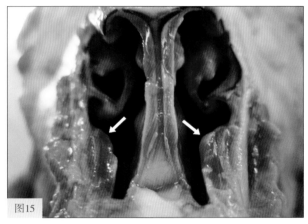

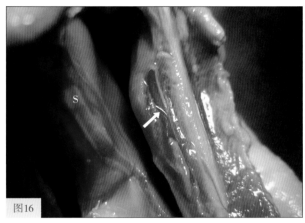

羊头尸体标本。箭头 ⟹ 指示双侧海绵丛，其所在位置与人下鼻甲的位置相同

S 指示鼻中隔，⟹ 指示鼻海绵丛

犁鼻突与海绵丛之间的间隙被命名为**下鼻道**，鼻中隔与下鼻甲之间的间隙被命名为总鼻道。**图 17** 羊头冠状位 CT 扫描清楚地显示了所有这些解剖细节。

将内镜向鼻腔更深处推进仅 1 厘米时，下一个令人惊奇的解剖细节便进入视野，几乎一半鼻中隔缺损。初看起来，它类似于人鼻中隔缺损（或

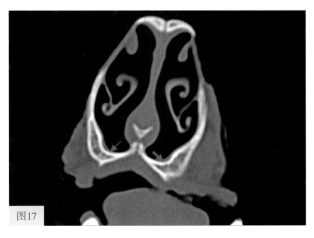

羊头冠状位 CT 扫描，与图 15 和图 16 为同一横切面。不能清楚地观察到海绵丛。只能检测到鼻腔骨质底部上面的灰色边缘（ ⟶ ）

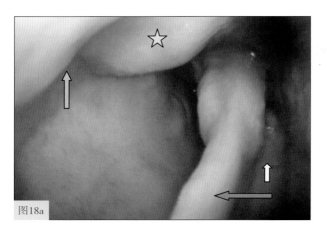

左鼻腔内镜视图。初看起来，似乎是某种形式的缺损。实际上，显示的是羊鼻中隔的完整正常解剖结构，被称为**鼻咽道**。➡️指示形成此"缺损"下缘的腭骨垂直嵴。➡️指示上部和上缘，☆代表黏液收集结构。在鼻腔最深处，可以观察到一个白色组织（➡️），这是腺样增殖体的一部分

被错误地称为鼻中隔穿孔）。然而，实际上并非鼻中隔缺损，这是羊鼻中的典型结构，被称为**鼻咽道**。该"缺损"的上缘由被称为**咽中隔**的结构形成，咽中隔又由中隔软骨和犁骨构成。下缘由**腭骨水平板**（腭骨的一个水平骨板）构成。这两部分在近端闭合，在远端合并，恰好位于犁鼻管开口，Jacobson 神经起源于此处，并以小分支终结，被称为**终神经**。在后鼻孔区经常可以观察到**腺样增殖体**

（图 18a-图 18g 以及图 22、图 23 和图 23b）。

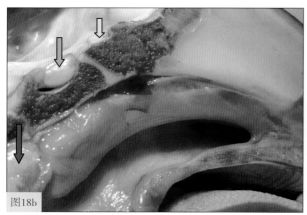

鼻咽道为右侧和左侧鼻腔的融合空间。阻塞咽鼓管口的腺样增殖体（➡️），其位置偏向一侧。➡️指示脑垂体。没有人类的**蝶鞍**结构。也没有蝶窦，因为颅底未形成角度。四足动物的颅底为平直形。➡️指示视神经交叉

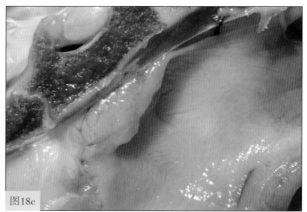

腺样增殖体掩盖咽鼓管口

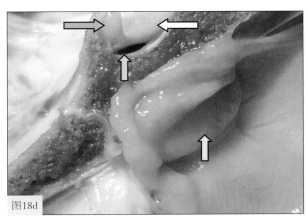

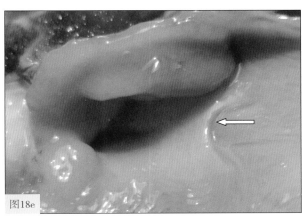

腺样增殖体已被移至上方，从而直观地显示出咽鼓管扁桃体（⟹）。⟹指示神经垂体。⟹指示腺垂体。⟹指示海绵间窦

一旦抬高咽鼓管扁桃体，即可清楚地看到咽鼓管口。咽鼓管口前方就是黏膜皱襞：咽鼓管圆枕（⟹）

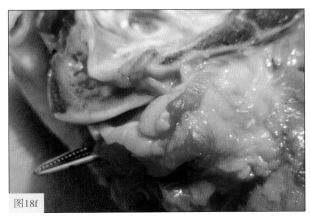

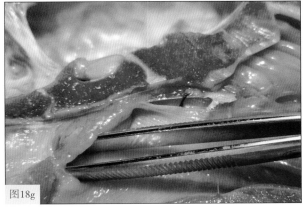

解剖镊插入咽鼓管，未见任何异常。镊尖出现于中耳的相应位置（参见图25，编号66）

解剖镊插入咽鼓管

　　还可以在冠状位解剖切面和冠状位 CT 扫描上观察到"鼻中隔缺损"（图 20 和图 21）。鼻腔深处，下一个将呈现的解剖细节是后鼻孔区。与人类不同，这一区域并非椭圆形、黑暗且宽阔，并且没有清晰的通向鼻咽的通路汇合。接近鼻咽侧壁时，咽鼓管圆枕进入视野（图 18e 以及图 22 和图 23）。偶尔可以观察到咽鼓管口（图 18e-图 18g）。将人类医学上颌窦内镜手术中经常使用的弯吸管经口插入后，出现在鼻咽处

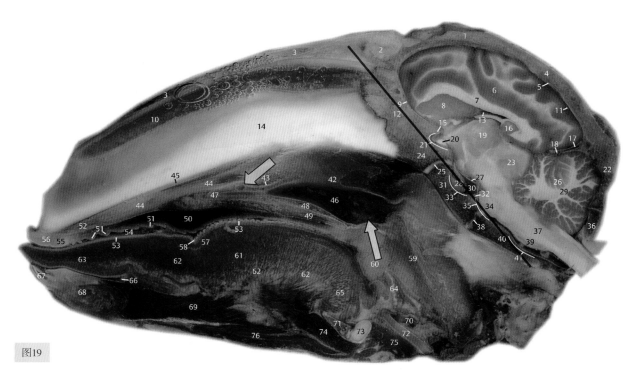

图19

羊头正中矢状位解剖切面。⟹指示鼻咽道，其底部由腭扁桃体占据。⟹指示犁鼻器（管）。请注意黑线，黑线显示的是平直的羊颅底，即前后颅底之间未形成角度（Huxley角）。羊和其他四足动物没有蝶窦，很可能出于上述同一个原因

1	额骨	14	鼻中隔软骨	27	鞍隔	40	枕骨基底部	52	切齿骨腭突	65	舌根
2	额窦中隔	15	蝶轭	28	腺垂体	41	延髓压迹	53	舌黏膜和舌乳头	66	舌系带
3	鼻骨	16	海马（阿蒙角）	29	脑树	42	咽中隔	54	固有口腔	67	下颌第I切齿
4	顶骨	17	直窦	30	神经垂体	43	犁鼻神经和终神经	55	切齿乳头	68	下颌骨体–切
5	硬脑膜	18	小脑幕	31	基蝶骨	44	犁鼻器	56	齿枕		齿部
6	大脑半球	19	丘脑	32	蝶鞍背	45	犁骨	57	舌圆枕	69	颏舌肌
7	胼胝体	20	视交叉	33	垂体窝	46	鼻咽道	58	舌窝	70	甲杓肌
8	尾核	21	视交叉沟	34	脑桥	47	上颌骨–腭突	59	咽–侧壁	71	基舌骨舌突
9	鸡冠	22	枕骨鳞部	35	脑桥压迹	48	鼻黏膜	60	软腭和腭扁桃体	72	甲状软骨体
10	鼻中隔–黏膜	23	四叠体	36	枕骨侧部	49	腭骨–水平板	61	舌体	73	基舌骨
11	蛛网膜下腔	24	前蝶骨	37	延髓	50	硬腭静脉丛（人工处理）	62	舌固有肌	74	舌骨舌肌
12	筛骨垂直板	25	蝶间软骨	38	蝶枕软骨			63	舌尖	75	胸骨舌骨肌
13	侧脑室	26	小脑蚓部	39	延髓椎体	51	腭褶	64	会厌	76	颏舌骨肌

（图 22 和图 23）。对羊进行相同的操作时稍显费力，因为羊的软腭非常长。如果双侧均进行上述操作，可能会使人认为羊有两个单独的鼻咽腔。这个错误的假设甚至被冠状位和矢状位解剖切面结果所证实（**图 24 和图 25**）。冠状位 CT 扫描也支持这种观点（**图 26**）。然而，如果切除鼻中隔后部，就会发现单独的鼻咽腔，处于典型位置的腺样增殖体以及作为咽鼓管口部位标识的咽鼓管圆枕（**图 23d 和图 23e**）。

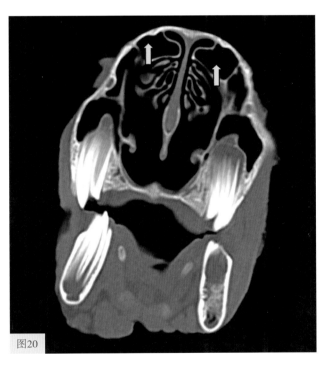

图20

鼻咽道水平冠状位 CT 扫描。明显观察到鼻中隔部分缺失。➡️指示气化的上鼻甲，请勿与额窦混淆，稍后将对额窦进行解剖

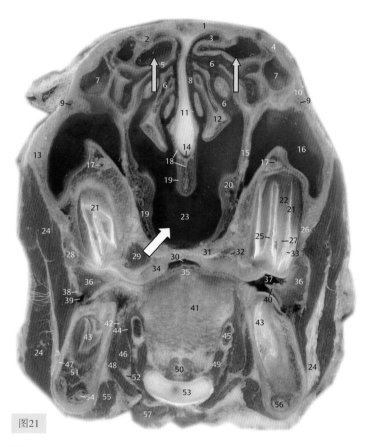

图21

上图清楚地显示出**鼻咽道**（⇨）。鼻中隔软骨（**编号 11**）构成鼻咽道上缘，与人类一样，整齐地对应犁骨沟（**编号 14**）。覆盖犁骨的黏膜富含血管，除了前面已经发现的海绵丛外，另有一个海绵丛（**图 15和图 16**）。内镜手术中，上鼻甲（⇨）因其所在位置很容易被误认为是额窦。支持这一假设的事实就是，从内镜发出的光线可以透过羊额头骨质。然而实际上额窦位于上鼻甲的背侧上方

1	鼻骨	11	鼻中隔软骨	21	上颌第Ⅲ臼齿	31	上颌骨-腭突	41	舌体
2	鼻骨-筛骨鸡冠	12	中鼻甲	22	牙髓	32	腭大动脉	42	舌神经
3	上鼻道	13	上颌骨体	23	鼻咽道	33	牙冠-釉质	43	下颌第Ⅲ臼齿
4	额骨	14	犁骨沟	24	咬肌	34	硬腭-黏膜	44	舌骨舌肌
5	上鼻甲	15	上颌骨-鼻面	25	齿漏斗	35	舌圆枕	45	上舌骨
6	筛道	16	上颌窦	26	上颌骨-齿槽突	36	颊肌-臼齿部	46	茎突舌肌
7	额窦	17	眶下管和眶下神经	27	牙冠-齿质	37	口腔	47	下颌骨体-骨密质
8	总鼻道	18	犁骨	28	背侧颊腺	38	颊神经	48	下颌舌骨肌
9	泪管和鼻泪管	19	鼻海绵丛	29	翼内肌	39	颊静脉	49	角舌骨肌
10	泪骨	20	下鼻甲	30	固有口腔	40	颊乳头	50	舌骨会厌肌

51	下颌骨体-骨松质
52	舌下神经
53	基舌骨
54	下齿槽动脉、静脉、神经
55	二腹肌
56	下颌管
57	颏舌骨肌

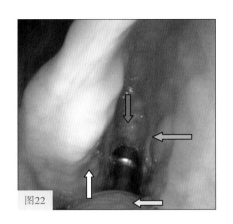

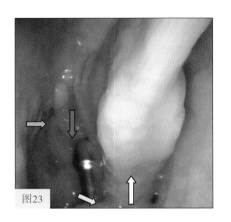

吸头位于左侧后鼻孔区　　　　　　　　　吸头位于右侧后鼻孔区

咽中隔为图 22 和图 23 由⇨指示的结构。⇨指示**腭帆提肌**体部。⇨指示位于咽鼓管口前方的黏膜皱襞，即咽鼓管圆枕，➡指示腺样增殖体

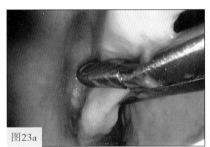

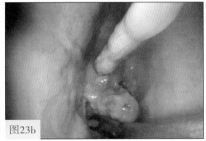

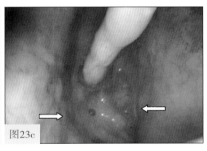

切除鼻中隔后部　　　　　切除后，可以看到腺样增殖体　　　已经切除腺样增殖体。⇨指示
咽鼓管圆枕，参见图18c-图18g

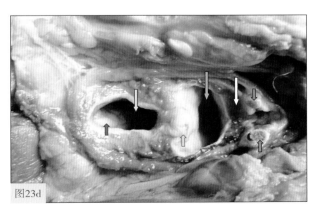

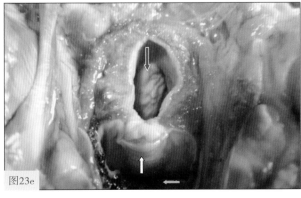

羊头下侧面。枕骨位于左侧，口鼻部位于右侧。➡指示腺样增殖体，⇨指示鼻咽，⇨指示极长的软腭，最深处延伸至口咽，⇨指示口咽，⇨指示通过舌肌的切面，➡指示通过两个舌骨大角的切面

羊头下侧面。枕部在上，口鼻部在下。➡指示腺样增殖体，⇨指示软腭（实际上是悬雍垂），⇨指示口咽

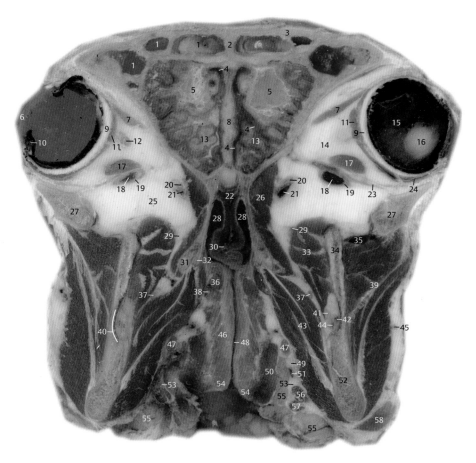

图24

通过相关部位的冠状位解剖切面，可以很清楚地观察到：咽中隔（编号30）将鼻咽分为两半。与**腭帆提肌（编号36）**紧密相连

1	左额窦	11	眼球缩肌	21	上颌动脉	31	蝶骨－翼突	41	下齿槽神经	51	舌动脉
2	额窦中隔	12	泪腺	22	犁骨	32	翼骨	42	下齿槽静脉	52	下颌骨体
3	额骨	13	筛骨迷路	23	眶周	33	颞肌	43	翼内肌	53	舌下神经
4	筛道	14	眶周内脂肪体	24	眼球下斜肌	34	下颌支	44	下齿槽动脉	54	腭弓
5	嗅球	15	眼球玻璃体腔，视网膜	25	眶周外脂肪体	35	颊静脉	45	面神经下颊支	55	下颌腺
6	角膜	16	晶状体	26	翼外肌	36	腭帆提肌	46	腭肌	56	二腹肌
7	眼内直肌	17	眼球下直肌	27	颧骨－颞突	37	舌神经	47	茎突舌骨	57	肩胛舌骨肌
8	骨性鼻中隔	18	上颌窦	28	鼻咽道	38	腭帆张肌	48	鼻咽部	58	下颌淋巴结
9	巩膜	19	泪骨泡	29	颊神经	39	咬肌	49	舌咽神经		
10	虹膜	20	上颌神经	30	咽中隔	40	下颌孔	50	舌咽肌		

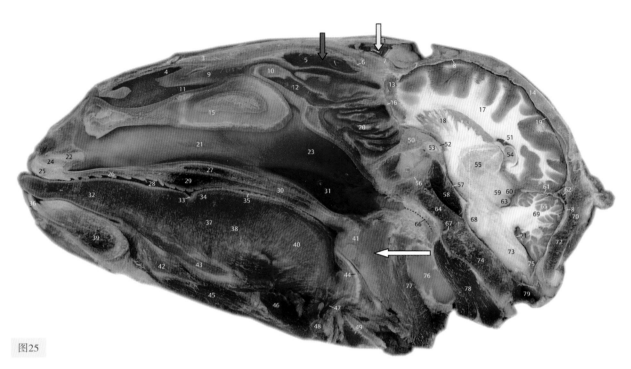

图25

羊头旁矢状位解剖切面。⟹指示口咽腔的外侧部分。⟹指示额窦，➡指示气化的后部直褶，在接近额窦下方的位置转变为上鼻甲

1	额骨-外板	15	下鼻甲-背侧部	29	硬腭静脉丛（人工处理）	42	颏舌肌	55	丘脑	67	蝶枕软骨
2	额窦	16	筛骨-筛板	30	腭骨-水平板	43	茎突舌肌	56	蝶间软骨	68	脑桥
3	鼻骨	17	大脑半球	31	鼻咽道	44	会厌	57	鞍隔	69	脑树
4	上鼻道	18	纹状体-内囊	32	舌尖	45	颏舌骨肌	58	海绵窦和前硬膜外异网	70	枕骨鳞部
5	上鼻甲窦	19	蛛网膜下腔	33	舌窝	46	舌骨舌肌			71	第四脑室
6	筛神经	20	筛甲和筛道	34	舌圆枕	47	舌骨会厌肌	59	四叠体	72	枕骨侧部
7	额骨-内板	21	鼻中隔-黏膜，总鼻道	35	舌黏膜和舌乳头	48	基舌骨	60	上丘	73	延髓
8	硬脑膜	22	腹侧鼻软骨	36	下颌第Ⅱ切齿	49	甲状软骨-体	61	小脑幕	74	枕骨基底部
9	上鼻甲	23	咽中隔	37	舌固有肌	50	前蝶骨	62	横窦	75	小脑延髓池
10	中鼻甲	24	切齿骨体	38	舌体	51	侧脑室	63	下丘	76	咽后内侧淋巴结
11	中鼻道	25	齿枕	39	下颌骨体-切齿部	52	蝶轭	64	基蝶骨		
12	中鼻甲窦	26	口腔黏膜-腭褶	40	舌根	53	视交叉沟和视交叉	65	小脑半球	77	咽括约肌
13	嗅球	27	上颌骨-腭突	41	软腭和腭扁桃体	54	海马（阿蒙角）	66	咽鼓管（Eustachii 管）	78	头长肌
14	顶骨	28	固有口腔							79	枕骨大孔

相反，较深层面的冠状位 CT 扫描证实，假设的左侧和右侧各一半鼻咽腔其实是相互连通的，无任何阻塞。此外，可以认为羊鼻咽腔相当宽敞，体积很大（图 27-图 30）。

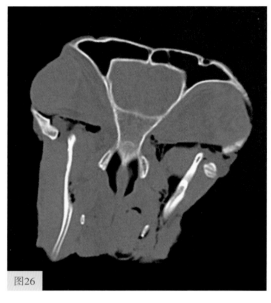

图26

看起来似乎是咽中隔向后上方延伸，延伸长度与前蝶骨和基蝶骨相同，从而以这种方式将鼻咽腔分成两半

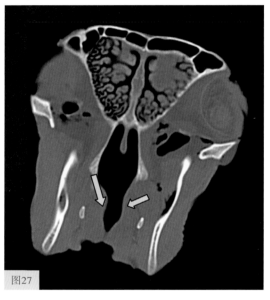

图27

解剖结构冠状位 CT 扫描请见**图 22-图 24**。在较深处，两侧之间存在广泛交通。由于**腭帆提肌**（ ⇨ ）的存在，看起来像是闭合的。动物死后，该肌发生变化，即变得松弛，从而导致空间闭合的印象

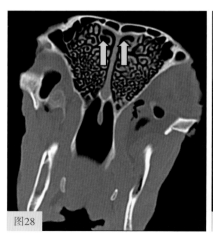

图28

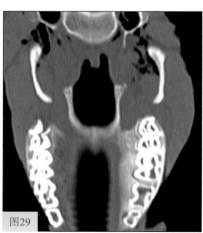

图29

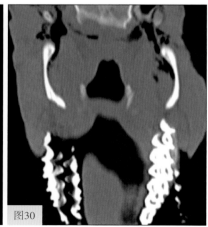

图30

图 28：冠状位 CT 扫描；图 29 和图 30：轴位 CT 扫描。所有这些图均清楚地显示出鼻咽、口咽和下咽形成同一个腔。图 28 中的 ⇨ 是指作为**直褶**延续的**上鼻甲**，其与筛骨迷路完全融合，接近额窦下方

专 论 章 节

- 上颌窦

- 筛窦

- 经鼻内镜脑脊液漏修补

- 经鼻内镜下眼眶减压术

- 额窦

- Draf 额窦手术

- 泪囊鼻腔吻合术

上颌窦

与人类不同，羊上颌窦并不是一个完整的实体腔。关键问题是，在同一位置可以发现多达三个窦：固有上颌窦、泪窦和腭窦（**图 52**、**图 54** 和 **图 56**）。冠状位解剖切面和 CT 扫描上这些窦的位置，就像是房子里凸起的地板。房子的顶楼容纳泪窦，底层有两个房间，被较高的隔离物（固有上颌窦，双侧分布；腭窦，内侧分布）不完全分开。令人惊奇的是，这个"房子"的入口并非像一般的前门那样位于地面，而是位于屋顶，即通向这三个窦的唯一的天然入口通过"天窗"（泪窦的天然窦口）进入"房子"。位于第一个窦下方的其他两个窦，都通过此窦口通风和排泄，所有这三个窦均相互交通至复合体前部。如果通过该部位的人工开口，从外面将几滴染料滴入上颌窦，染料将立即出现在该部位 5 个窦口隐窝（窦口隐窝）中的 2 个。参见**图31**-**图35**。

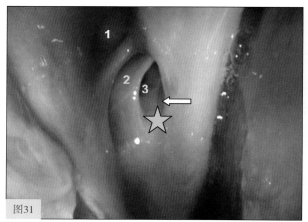

图31

右侧窦口隐窝。1 指示盲端隐窝，2 指示泪窦入口，3 指示额窦出口。⇒指示另一个隐窝，表面上看起来是盲端隐窝，但是也可能与筛窦交通。这一结构在**图32** 上显示得更清楚。☆指示中鼻甲气化程度明显增加的位置。该位置完全相当于人体解剖学中的基板。越过该点并以约 45°角向上，可以直接到达筛骨迷路

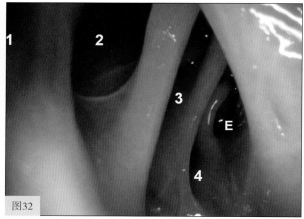

图32

窦口隐窝近视图。1 指示盲端隐窝，后部；2 指示泪窦隐窝，3 和 4 指示额窦引流隐窝（参见**图 34**）；最后方的隐窝（E），可能与筛窦融合，仅在将内镜推进至非常接近该隐窝的情况下才能观察到

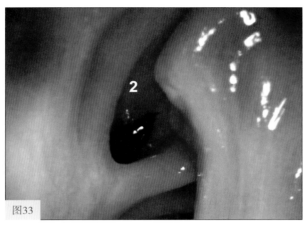

图33

右侧**窦口隐窝**。从外面向上颌窦注入染料，染料出现在泪窦，从而证实这三个窦相互交通，通过同一个开口引流

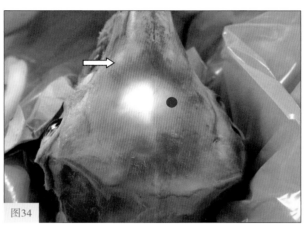

图34

将内镜插入左侧额窦，以了解骨质厚度情况。在预计骨质最薄的部位（通过透照法确定）开一小口。通过开口仅注入几滴染料，染料就会出现在若干窦口隐窝部位。⟹指示泪窦

通过一个几乎水平的骨板，泪窦与额窦和上颌窦部分分离，该骨板始终不会延伸至这些窦的前壁，从而生成了它们之间的通道（图42-图46、图76和图98）。

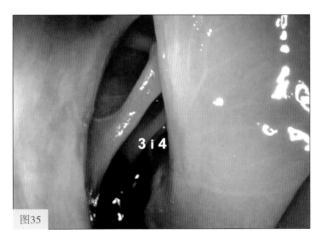

图35

通过额骨上的人工开口，从外部注入染料后，染料立即同时出现在3至4个隐窝中

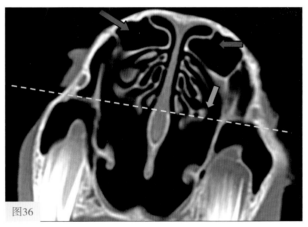

图36

基板水平下冠状位CT扫描。⟹指示左侧 Mladinae **结节**，位于接近泪窦天然窦口的通路的前外侧。不能在右侧看到该解剖细节，很有可能是因为CT成像期间的斜向投影。因此，筛骨迷路下部与上颌窦顶部位于同一水平（- - - -）。⟹指示上鼻甲（气化良好）。在更深部位，上鼻甲气化程度逐渐减轻，最终在额窦前方形成盲端（参见图68）

　　切除下鼻甲对于上颌窦的正确识别至关重要，因为下鼻甲会遮挡用于定位人或羊上颌窦天然窦口的必要标记——中鼻甲的视线。内镜外科医师对于羊下鼻甲解剖结构本身并不感兴趣。对于初学者来说，下鼻甲切除这一步骤是极佳的双手操作练习，对于正确掌握切除下鼻甲所需力度很有帮助。通过这种方式，为学员掌握不对关键解剖结构和外科标记带来危险的情况下进行切割、冲压和粉碎的技术提供机会。

　　应使用解剖剪，沿鼻腔侧壁上的插入部分横断下鼻甲。

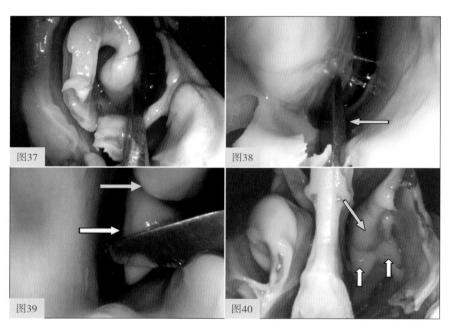

37 沿外侧插入部分横断下鼻甲

38 切口宜深（⟹）

39 解剖剪的刀片部分遮盖中鼻甲头部（⟹），⟹指示**直褶后部**

40 右侧下鼻甲（类似一个胎儿）。已切除左侧下鼻甲，因此可以看到完整的直褶（⟹）。⟹指示中鼻甲头部 3 个结节中的 2 个

　　可以切除大部分**直褶**，只有这样才能提供无妨碍的中鼻甲头部视图。初看起来，中鼻甲似乎呈两叶状，内侧突被称为 Proversae **中鼻甲隔结节**，外侧突被称为 Petradae **中鼻甲结节**（图 41-图 43）。

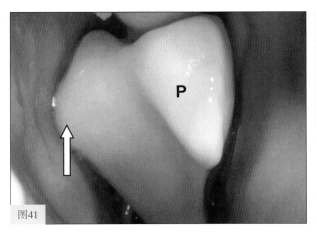

图41

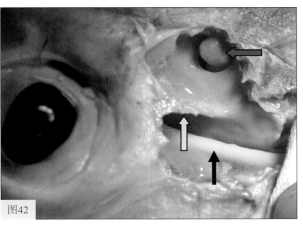

图42

右侧中鼻甲的两叶头部。⟹指示一个隆突，被称为 Petradae 结节，该结节妨碍窦口隐窝的视野（参见图 33）。与之相对应的是一个位于内侧的隆突，接近鼻中隔，被称为 Proversae 结节（P）

已切除上颌骨骨性外侧壁，可以清楚地识别泪窦（以及额窦和上颌窦）天然窦口。中鼻甲第三个隆突：Mladirme 结节，几乎穿过此开口（⟹）。➡指示眶下神经。⟹指示几乎水平的骨板，该骨板将泪窦及其下部的上颌窦和额窦分隔开。这两个窦相互充分交通，并且由于前部几乎总是缺少水平部分分离结构，所以与位于它们上方的泪窦交通

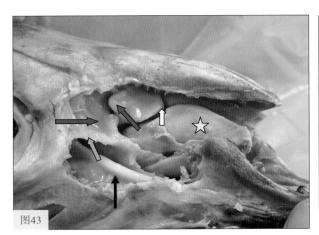

图43

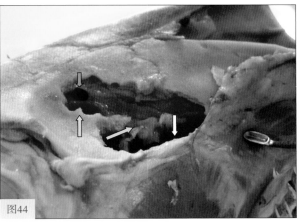

图44

已经切除右侧上颌窦骨性外侧壁的主要部分，可以看到眶下神经走行（➡），中鼻甲和 Mldinea 结节（⟹）以及下鼻甲外侧面的大部分（☆）。⟹指示中鼻甲头部外侧隆突（Petradae 结节），其妨碍窦口视野。➡指示泪窦，这是一个位于上颌窦和额窦上方的空腔。⟹指示骨性分离结构的剩余部分，该分离结构分隔泪窦以及位于泪窦下方的另外两个空腔

已经切除右侧上颌窦骨性外侧壁的主要部分。⟹指示水平骨性分离结构的剩余部分，⟹指示天然窦口，⟹指示恰好位于眶下神经走行部位以及眶下缘上方的这 3 个窦的联合空间。上述两种结构均不能看到，因为尚未切除上颌窦外侧壁的下部

在中鼻甲头部水平上，有直褶通过，可以观察到重度气化结构（图 47 和图 48）。

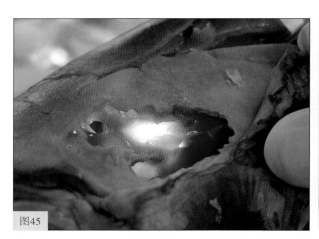

图45

30°内镜光线的光线透过效应。内镜头插入窦口隐窝部位，或更准确地说是编号为 2 隐窝（参见图 31 和图 32）。基于这一透照检查结果，我们似乎正在处理位于额窦和泪窦内侧壁的特殊类型的囟门。羊与人类之间囟门的主要差异基于一个事实：人类囟门由两层黏膜形成，无任何额外骨性支持结构。然而，这一发现表明，该部位的骨质非常薄，在内镜手术中，使用弯头工具就可以很容易地将其穿透

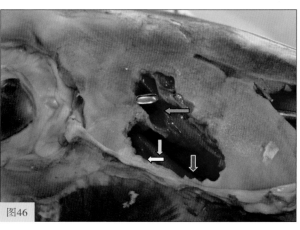

图46

⟹指示插入泪窦天然窦口的刮匙尖部。⟹指示眶下神经，➡指示额窦，⟹指示固有上颌窦

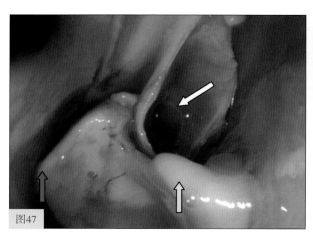

图47

⟹指示右侧直褶的气化部分；实际上，该部分直褶已经成为上鼻甲（上鼻甲）。➡指示 Petradae 结节，⟹指示 Proversae 结节

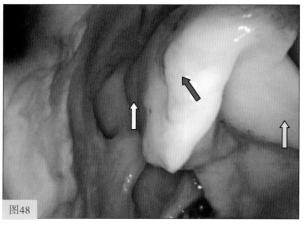

图48

中鼻甲头部近视图。⟹指示 Proversae 结节，➡指示 Petradae 结节，⟹指示 Madinae 结节

在下一步中，使用钝性工具（例如分离器）将中鼻甲向内移。通过这种方式使窦口隐窝进入视野（图 49 和图 50）。

为了清楚地显示**图 49** 中箭头指示的空腔实际上是泪窦口，只需从外面向上颌窦注入几滴颜料，几秒钟之后，便可在隐窝看到染料（图 50）。强烈建议在注入染料前对该部位进行内镜检查，以了解染料会从哪里流出。该部位的近视图清楚地显示了 Mladinae 结节（图 51），否则，在大多数情况下会遗漏该结构。

当我们将内镜置于适当部位，可以观察到光线透过效应，内镜头发射的光线直接透过上颌窦骨性外侧壁（图 52）。接下来，可以使用反咬钳清除可调整组织，并开始创建一个大型人工窦口（图 53）。

进行中部窦造口术时，操作者应注意，后部的上颌窦和额窦被一个几乎水平的骨板（泪窦底部）"覆盖"（图 42-图 46、图 64、图 65、图 67 和图 76）。

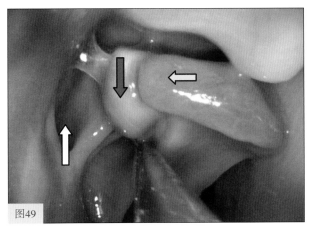

图49

整个中鼻甲头部，尤其是 Mladinae 结节（➡），已经向内侧移动。⟹ 指示泪窦口。⟹ 指示 Petradae 结节

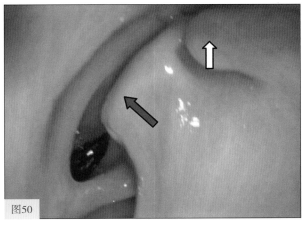

图50

为了证明**图 49** 中 ⟹ 指示的空腔实际上是泪窦口，从外部向上颌窦注入几滴染料。仅仅几秒钟后，就可以清楚地在隐窝看到染料。➡ 指示 Mladinae 结节。⟹ 指示 Petradae 结节

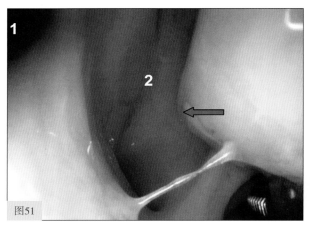

图51

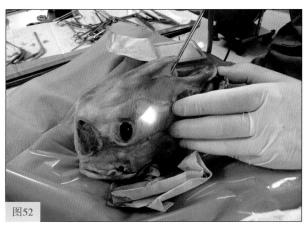

图52

➡️指示 Mladinae 结节。1-盲端隐窝，2-泪窦、上颌窦和额窦联合空腔的入口。另请参见图 59

内镜头发出的光照透过上颌骨，证实内镜头所指的部位是合适的部位。光照部位与黑暗部位（泪窦）形成强烈对比，几乎呈一直线，因为内镜头实际上指向的是下囟门（参见图 45）

　　为此，强烈建议从最后方开始创建中间人工窦口窗，确保首先进入泪窦。实现该步骤后，应首先使用反咬钳将人工窦口向前扩大。必须清楚地显示代表泪窦底部的水平骨板。切除此骨板，眶下神经管缘及其走行进入视野。该步骤需要切除腭窦内侧板的主要部分。我们通常使用鼻窦咬骨钳进行此操作（图 55），大多数情况下需要清楚地标识在眶下缘的上缘走行的白色分离线形眶下神经（图 20、图 42、图 43、图 46、图 54、图 56-图 58 和图 63）。要完整暴露腭窦底部，需要移除整个内侧壁（图 56）。

　　充分暴露眶下缘，可以看到神经走行时，在神经管处创建一个开口，以引出神经（图 57 和图 58）。从外部进行下一步操作，包括暴露起源于上颌骨前表面的眶下神经的出口点（图 59）。

　　与人体解剖学一致，眶下神经起源于眶下管，然后发出小分支，形成非常类似于人类面神经腮腺丛的网络（图 60）。可以切断神经并从骨性管中移除，以容纳 2.7mm 内镜（0°方向视图），进而插入内镜进入上颌窦、泪窦和腭窦的内部空间（图 61-图 63）。

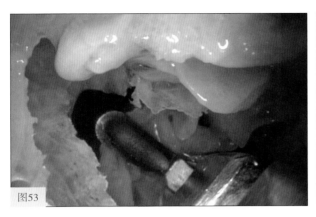

图53

中间人工窦口包括首先在上部较大囟门骨质处打开的开口（参见图45）

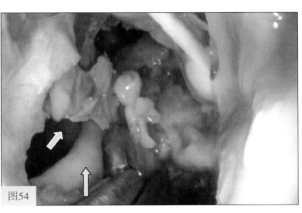

图54

⟹指示眶下缘的上缘。咬骨钳正在切除中间人工窦口的后部结构，包括筛骨迷路的大部分前部窦腔。⟹指示眶壁

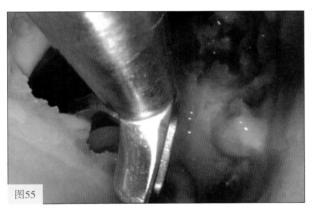

图55

使用鼻窦咬骨钳切除人工窦口的下部结构

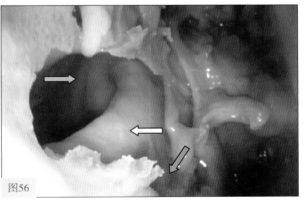

图56

清楚暴露出眶下缘（⟹）。可以看到腭窦底部（⟹）。⟹指示眶壁

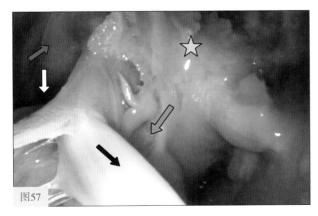

图57

➡指示部分眶下神经已从眶下神经管移除。⟹指示上颌窦；⟹指示腭窦。➡指示眶壁。☆指示最前方筛窦的下部。请注意，眶壁位于它们的背面

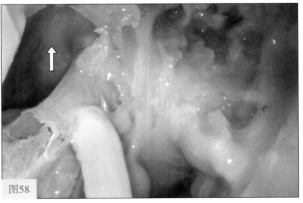

图58

引出眶下神经，在它进入上颌骨眶下管的位置切断。使它留存于额窦内。⟹指示眶壁的一部分

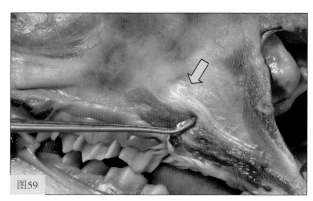

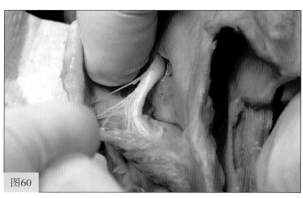

⟹指示上颌骨上眶下神经的典型出口点。它甚至可以穿过骨膜。刮匙指示神经主干的走行

充分暴露的眶下神经分叉

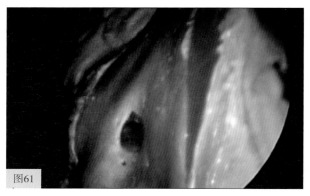

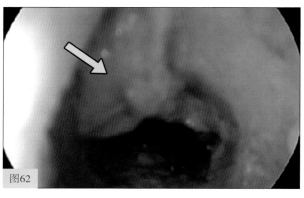

引出神经后的眶下管腔视图

从外面采集的内镜图像，显示眶下管的最前方部分。⟹指示位于眶下管顶部的眶下神经剩余部分

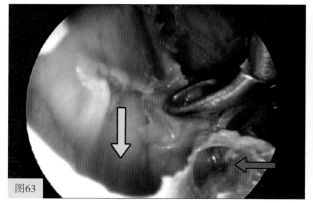

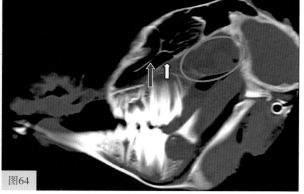

内镜通过眶下管，内镜头现在处于泪窦-腭窦-上颌窦复合体内。⟹指示右上颌窦，➡指示已清空的眶下神经管后部。Blakesley 钳口正在接触神经管的剩余部分

上颌窦、腭窦和泪窦复合体矢状位 64 排 CT 扫描。➡指示分隔泪窦与额窦和上颌窦的水平骨板（仅位于这些窦腔后部）。大多数情况下，三个窦的前部可以自由交通。绿色椭圆形指示眶区。眶上可见少数筛窦。⟹指示眶下神经管缘的上缘

总之，可以得出的结论是，肯定存在羊上颌窦。它只是一个特殊的"窦复合体"，包含三个窦：泪窦、腭窦和固有上颌窦。泪窦位于其他两个窦腔之上，由几乎水平的骨板将它们分隔开，而复合体前部几乎不存在该骨板（图64）。上颌窦与腭窦由眶下神经管缘分隔（图56、图57）。前者位于外侧，后者位于内侧。此外，我们找到了泪窦的天然窦口。上颌窦和腭窦通过共同的窦口引流。最终，我们深入地了解到如何进入此窦复合体以及如何进行中间窦造口术。一旦按照相关手术原则完成中间窦造口术，我们就可以着手进行下一步解剖：探查筛骨迷路以及经鼻内镜下眼眶减压术。

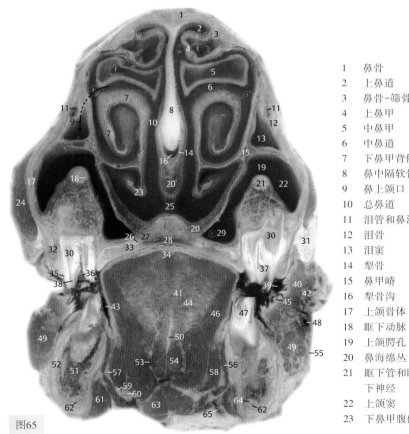

图65

1	鼻骨	24	咬肌	47	下颌第Ⅰ臼齿
2	上鼻道	25	鼻咽道	48	下唇静脉
3	鼻骨-筛骨鸡冠	26	腭大动脉	49	下颊腺
4	上鼻甲	27	上颌骨-腭突	50	舌中隔
5	中鼻甲	28	硬腭静脉丛	51	下颌骨体-骨松质
6	中鼻道	29	腭窦	52	下颌骨体-骨密质
7	下鼻甲背侧部	30	牙髓	53	舌深动脉
8	鼻中隔软骨	31	咬肌-浅表部-肌腱	54	颏舌肌
9	鼻上颌口	32	上颌骨-齿槽突	55	下唇方肌
10	总鼻道	33	硬腭-黏膜	56	下颌舌骨肌
11	泪管和鼻泪管	34	舌圆枕	57	多口舌下腺
12	泪骨	35	牙冠-釉质	58	茎突舌肌
13	泪窦	36	齿漏斗	59	舌神经
14	犁骨	37	上颌第Ⅰ臼齿	60	舌下神经
15	鼻甲嵴	38	牙冠-齿质	61	二腹肌
16	犁骨沟	39	口腔前庭	62	下颌管
17	上颌骨体	40	颊肌-颊部	63	颏舌骨肌
18	眶下动脉	41	舌体	64	下齿槽动脉、静脉和神经
19	上颌腭孔	42	颊部	65	舌下动脉
20	鼻海绵丛	43	固有口腔		
21	眶下管和眶下神经	44	舌固有肌（横向、垂向和纵向纤维）		
22	上颌窦	45	颊乳头		
23	下鼻甲腹侧部	46	舌骨舌肌		

上图清楚地显示出泪窦（13）、上颌窦（22）和腭窦（29）的解剖关系。它们相互融合，在复合体最前方形成联合腔（图66）

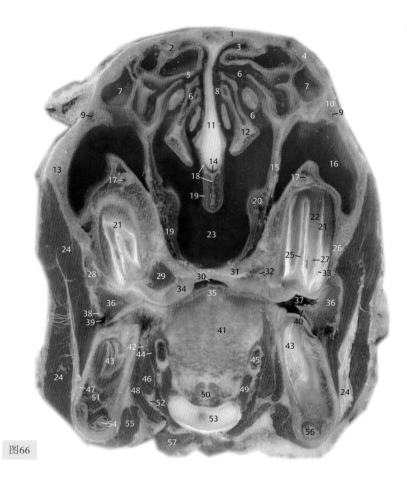

图66

图 66　上颌窦与额窦在复合体最前方形成联合腔

1	鼻骨	11	鼻中隔软骨	20	下鼻甲	30	固有口腔	40	颊乳头	49	角舌骨肌
2	鼻骨-筛骨鸡冠	12	中鼻甲	21	上颌第Ⅲ臼齿	31	上颌骨-腭突	41	舌体	50	舌骨会厌肌
3	上鼻道	13	上颌骨体	22	牙髓	32	腭大动脉	42	舌神经	51	下颌骨体-骨松质
4	额骨	14	犁骨沟	23	鼻咽道	33	牙冠-釉质	43	下颌第Ⅲ臼齿	52	舌下神经
5	上鼻甲	15	上颌骨-鼻面	24	咬肌	34	硬腭-黏膜	44	舌骨舌肌	53	基舌骨
6	筛道	16	上颌窦	25	齿漏斗	35	舌圆枕	45	上舌骨	54	下齿槽动脉、静
7	额窦	17	眶下管和眶下	26	上颌骨-齿槽突	36	颊肌-臼齿部	46	茎突舌肌		脉和神经
8	总鼻道		神经	27	牙冠-齿质	37	口腔	47	下颌骨体-骨	55	二腹肌
9	泪管和鼻泪管	18	犁骨	28	背侧颊腺	38	颊神经		密质	56	下颌管
10	泪骨	19	鼻海绵丛	29	翼内肌	39	颊静脉	48	下颌舌骨肌	57	颏舌骨肌

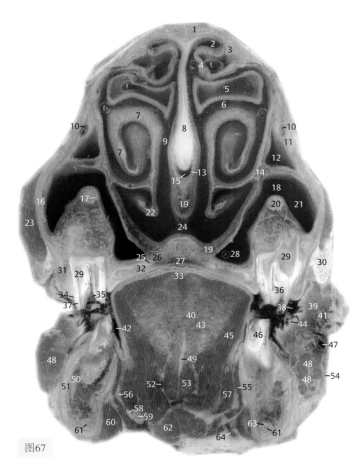

图67

图 67　上颌窦中部冠状位解剖切面

1　鼻骨　　　　　　13　犁骨　　　　　　24　鼻咽道　　　　　35　齿漏斗　　　　　45　舌骨舌肌　　　　55　下颌舌骨肌

2　上鼻道　　　　　14　鼻甲嵴　　　　　25　腭大动脉　　　　36　上颌第Ⅰ臼齿　46　下颌第Ⅰ臼齿　56　多口舌下腺

3　鼻骨-筛骨鸡冠　15　犁骨沟　　　　　26　上颌骨-腭突　　37　牙冠-齿质　　　47　下唇静脉　　　57　茎突舌肌

4　上鼻甲　　　　　16　上颌骨体　　　　27　硬腭静脉丛　　　38　口腔前庭　　　48　下颊腺　　　　58　舌神经

5　中鼻甲　　　　　17　眶下动脉　　　　28　腭窦　　　　　　39　颊肌-颊部　　　49　舌中隔　　　　59　舌下神经

6　中鼻道　　　　　18　上颌腭口　　　　29　牙髓　　　　　　40　舌体　　　　　50　下颌骨体-　　60　二腹肌

7　下鼻甲背侧部　　19　鼻海绵丛　　　　30　咬肌-浅表部-　41　颊部　　　　　　　骨松质　　　61　下颌管

8　鼻中隔软骨　　　20　眶下管和眶下　　　　肌腱　　　　　42　固有口腔　　　51　下颌骨体-　　62　颏舌骨肌

9　总鼻道　　　　　　　神经　　　　　31　上颌骨-齿槽突　43　舌固有肌（横　　　骨密质　　63　下齿槽动脉、

10　泪管和鼻泪管　21　上颌窦　　　　　32　硬腭-黏膜　　　　　向、垂向和纵　52　舌深动脉　　　　静脉和神经

11　泪骨　　　　　　22　下鼻甲腹侧部　33　舌圆枕　　　　　　　向纤维）　　　53　颏舌肌　　　　64　舌下静脉

12　泪窦　　　　　　23　咬肌　　　　　　34　牙冠-釉质　　　44　颊乳头　　　　54　下唇方肌

筛窦

羊筛窦外观与迷宫相似。筛窦完全由大量小气腔组成，从而构成这个位于上鼻甲下方的独特对高度复合实体（图 28、图 47、图 68 和图 69），上鼻甲在颅底前方以盲端终结。通过这种方式，上鼻甲后端到达额窦前下方。

然而，可以认为这一充分气化的实体相当于人类的筛泡。即图 68 中绿色椭圆形覆盖区域形成的图像。生成该图像时，羊头左旋 90°，以模拟人筛窦的自然位。

在这个处于最前方的新位置上，羊上鼻甲的解剖排列以及外观非常类似于人类的筛泡。最终，将羊额窦的位置转换至与人类额窦位置相同时，可以得到某种假设的"顶窦"，尽管我们都知道人类根本不存在"顶窦"。因此，人体解剖学家仍然面临着巨大的窘境：羊的气化上鼻甲是否相当于人的筛泡？（图 69）。众所周知，人类筛泡前壁直接构成鼻额隐窝的最窄部分。即使在图 69 上，羊上鼻甲与后部额窦（仅在该图显示，否则为下部）之间的隐窝也会致使外科医师相信，很可能已经明确了额窦口的位置，然而已经证实这是一种误解。

这是由于以下事实：羊额窦被分成 8~10 个腔，因此核心问题是在何处相互交通，它们（如果全部相互交通）如何相互交通以及引流向何处？它们是否通过每侧的同一个窦口或通过多个窦口引流？稍后将在额窦章节解决这些问题。

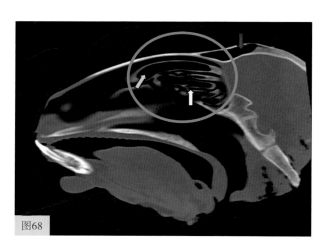

羊头矢状位 CT 扫描。请注意绿色椭圆形覆盖区域。➡️指示额窦，⇨指示充分气化的上鼻甲，其明显在颅底前以盲端终结。通过这种方式，上鼻甲后端到达额窦前下方。⇨指示筛骨迷路

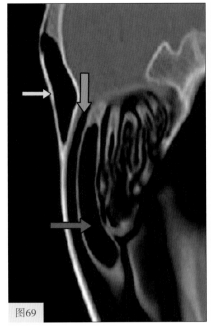 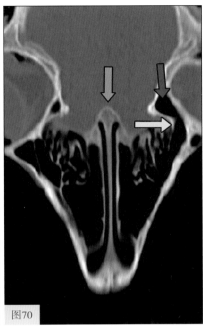 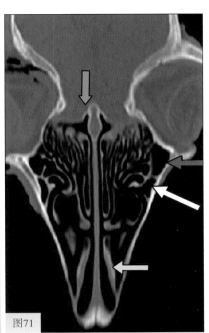

羊筛骨迷路轴位 CT 扫描（羊头左旋 90°，以模拟人体解剖）。⟹ 指示额窦，➡ 指示上鼻甲，⟹ 指示额筛隐窝底部

羊头轴位 CT 扫描。⟹ 指示形成 Zite 嵴（上颌窦筛骨迷路 Zite 嵴）的筛骨迷路外侧突。➡ 指示极深的上颌窦隐窝，被称为 Tido 眶隐窝（上颌窦 Tido 眶隐窝）。⟹ 指示鸡冠

在较低水平进行的 CT 扫描。➡ 指示泪窦。⟹ 指示上颌窦和腭窦相互交通的联合腔。⟹ 指示直褶。筛窦与眶壁的距离长短不一。因此，在对羊进行内镜下眼眶减压术训练时应始终牢记这一点 ⟹ 指示鸡冠

　　然而，上鼻甲后部邻近筛板。筛板是一片薄骨，其后面是两侧的嗅球（**图 25** 编号 13，**图 80** 编号 5 和**图 84**）。上鼻甲向内毗邻鼻中隔，向外其后方接近眶壁。其前面毗邻中鼻甲内表面（**图 28**、**图 74**、**图 85**、**图 86** 和**图 99**）。

　　眶壁上眶下神经出口点附近（即眶下缘上方，眶下神经走行起始点处），与筛骨迷路形成的接触面最大。这表明，操作者对羊进行眼眶减压术训练时，应始终保持内镜位于内侧，因为这种方式的眶壁大部分移除才简便且安全（**图 70-图 71**）。然而，外科医师必须清楚地认识到，会在特定部位发现一个被称为**上颌窦筛骨迷路 Zite 嵴**的骨性隆突（**图 70**）。要移除该嵴，通常需要强有力和强制性的操作，这一点与微创技术

不兼容，并且会迅速导致医源性颅底创伤。

图 74 清楚地显示出后筛壁与颅底（筛板）的关系。可以使用内镜光源进行投照试验的方法目视检查骨厚度最小的确切部位。找到中鼻甲的插入点极其重要，中鼻甲与人类医学中的基板（即人类前后筛骨迷路之间的边界）非常相似，而对于羊来说，中鼻甲只是鼻腔与整个筛骨迷路之间的分界线。

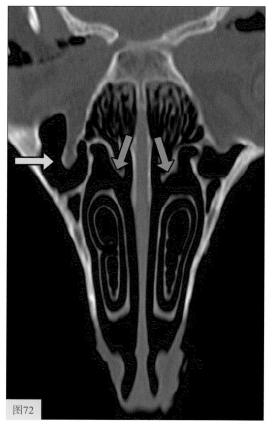

图72

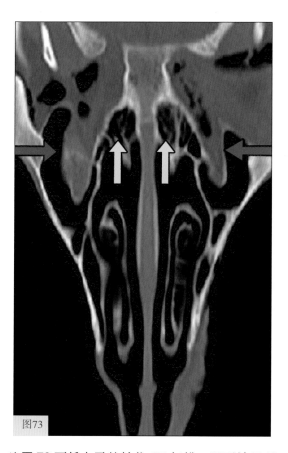

图73

与图 71 相对应的下方水平轴位 CT 扫描。可以在右侧泪窦-腭窦-上颌窦复合体中清楚地看到眶下缘⇨。这一结构将上颌窦（外侧）与腭窦（内侧）分开。右侧与左侧眶下缘不太对称，可能是由于成像过程中的斜向投影。⇨指示独特的"基板"。实际上，该结构只是中鼻甲的最前部分。因此，越过该结构后，外科医师的内镜则进入羊头筛骨迷路，而在人体中，则独特地表现为进入后筛骨迷路

比图 72 更低水平的轴位 CT 扫描。眶下神经环清晰可见。⇨指示上颌窦，⇨指示最下方的筛窦剩余部分

图 74 和图 75 清楚地显示出筛骨迷路后部与硬脑膜之间的关系。图 70−图 73 和图 76

清楚地显示出筛骨迷路与上颌窦（一侧）、筛骨迷路与眶壁（另一侧）之间的关系。

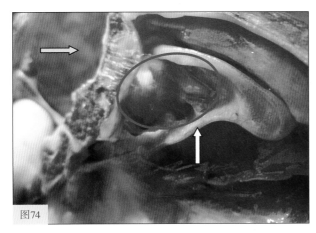

图74

羊头左半部。绿色椭圆形指示内容物已被清空的筛
骨迷路区域。⇒ 指示鼻内间隙（已切除脑组织）。
骨性后筛壁延伸变薄，即使是环境光线也可透过。
⇒ 指示"基板"，为中鼻甲下部

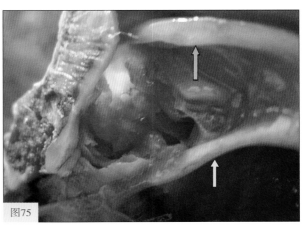

图75

已完全移除筛骨迷路。环境光线可通过筛板（后筛
壁）。该区域的边界是骨性颅底的最薄部分，因此
其位于中鼻甲下缘（⇒）与中鼻甲游离上缘
（⇒）之间的分叉区内

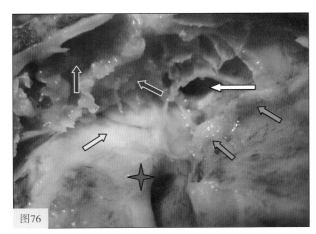

图76

左半部分羊头上颌窦后部投影自内向外视图。上
颌窦壁已被切除，从而清楚地显示出眶下神经出
口点（✦）。⇒ 指示眶壁前上部，⇒ 指示泪窦
的剩余部分（最深部分），⇒ 指示已切除骨板的
插入处，正常情况下为泪窦与上颌窦和额窦之间
的边界。⇒ 指示罕见的筛窦最深处残余部分，
其毗邻颅底

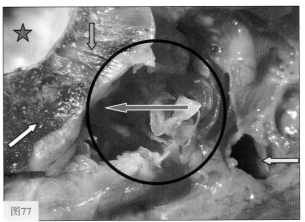

图77

羊头矢状位解剖切面。左半部分视图。⇒ 指示腭
窦和上颌窦入口，黑色圆圈覆盖筛窦剩余部分，
⇒ 指示蝶间软骨（两部分蝶骨之间的连接处参见
图 18b、图 19 和图 25）。继续沿 ⇒ 方向切除筛
窦，将直接到达筛板处

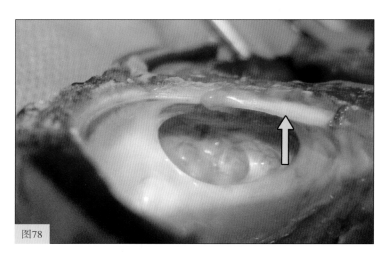

图78

左颅窝完全暴露后的后前视图。前壁有一个椭圆形大隐窝，呈平面状。事实上，该空腔的底部为筛板。当外科医师所持器械经过该区的任何部分时（尤其是经过中部），器械将进入后筛骨迷路。⟹指示鸡冠

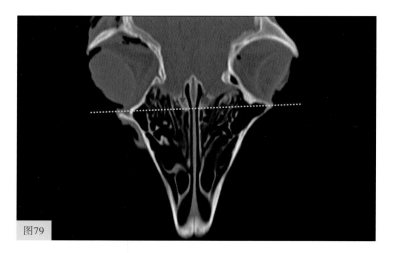

图79

筛骨迷路轴位 CT 扫描。可以非常清楚地看到颅内骨膜进入鼻腔的深度。这种特定的解剖结构与人体解剖学的 Keros Ⅲ 型结构相似。作为一项原则，操作者应尝试找到上颌窦后壁；如果能找到眶下神经出口点（作为解剖标记，可以帮助操作者确定进入筛骨迷路的深度）的话则更佳（－ － － －）。此外，可以防止意外刺入颅内骨膜。➡指示双侧嗅球

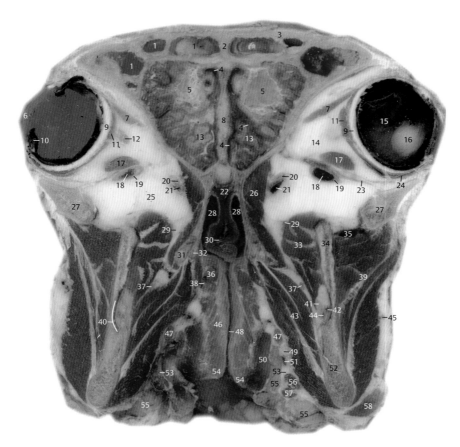

图80

筛骨迷路在后方筛板水平终结。嗅球（**编号5**）位于筛骨迷路后方。额窦"冠"的内侧部分显示于此解剖切面上。筛骨迷路邻近眶壁。至少可以在此解剖切面的左侧看到上颌窦（**编号18**）

1	左额窦	11	眼球缩肌	20	上颌神经	30	咽中隔	40	下颌孔	50	舌咽肌
2	额窦中隔	12	泪腺	21	上颌动脉	31	蝶骨-翼突	41	下齿槽神经	51	舌动脉
3	额骨	13	筛骨迷路	22	犁骨	32	翼骨	42	下齿槽静脉	52	下颌骨体
4	筛道	14	眶周内脂肪体	23	眶周	33	颞肌	43	翼内肌	53	舌下神经
5	嗅球	15	眼球玻璃体腔，视网膜	24	眼球下斜肌	34	下颌支	44	下齿槽动脉	54	腭弓
6	角膜	16	晶状体	25	眶周外脂肪体	35	颊静脉	45	面神经下颊支	55	下颌腺
7	眼球内直肌	17	眼球下直肌	26	翼外肌	36	腭帆提肌	46	腭肌	56	二腹肌
8	骨性鼻中隔	18	上颌窦	27	颧骨-颞突	37	舌神经	47	茎突舌骨	57	肩胛舌骨肌
9	巩膜	19	泪骨泡	28	鼻咽道	38	腭帆张肌	48	鼻咽部	58	下颌淋巴结
10	虹膜			29	颊静脉	39	咬肌	49	舌咽神经		

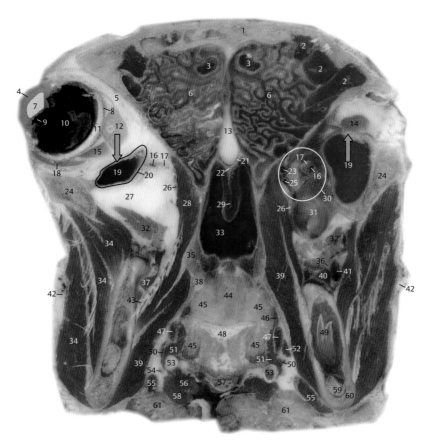

图81

应该可以看到额窦 "冠" 的外侧部，但它们的内侧部所处位置偏后，因此不能在此特定解剖切面上看到。
上颌窦与眼眶之间的长边界以 ➡ 表示

1	额骨	11	巩膜	22	犁骨	34	咬肌	46	前茎突咽肌	58	肩胛舌骨肌
2	额窦	12	泪腺	23	蝶腭静脉	35	腭骨-垂直板	47	茎突舌骨	59	下齿槽动脉、
3	上鼻甲	13	鼻中隔软骨	24	颧骨-颞突	36	颊神经	48	会厌		静脉和神经
4	角膜	14	眼球下斜肌-	25	蝶腭动脉	37	颞肌	49	下颌第 III 臼齿	60	下颌骨体-骨
5	眶周内脂肪体		起点	26	翼腭神经	38	颧骨-钩状突	50	舌动脉		密质
6	筛骨迷路	15	眼球下直肌	27	眶周外脂肪体	39	翼内肌	51	舌咽肌	61	下颌淋巴结
7	眼球前房	16	眶下动脉	28	翼外肌	40	颊肌-臼齿部	52	角舌骨肌		
8	眼球缩肌	17	上颌神经	29	咽中隔	41	颊静脉	53	甲状舌骨		
9	虹膜	18	眼球下斜肌	30	翼腭窝	42	面神经下颊支	54	舌下神经		
10	眼球玻璃体腔，	19	上颌窦	31	牙胚间充质	43	舌神经	55	二腹肌		
	视网膜（人为	20	泪骨泡	32	背侧颊腺	44	软腭	56	胸骨舌骨肌		
	消融）	21	犁骨沟	33	鼻咽道	45	会厌旁扁桃体	57	舌骨会厌肌		

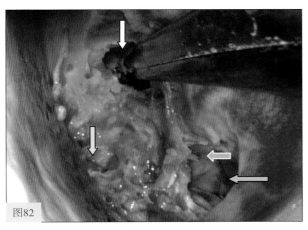 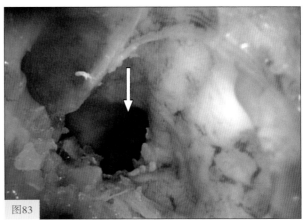

⟹指示气化的左上鼻甲最深部分。向后上方推进，可以到达固有额窦。➡️指示筛骨迷路的真正底部。在**图84**中，同样是该部位，不同的是已经暴露出嗅球。指示眶壁的一部分

⟹指示额窦

图82指示前筛骨迷路的外观（已经完全切除最后方筛窦并进行了中间窦造口术）。气化的上鼻甲将通向额窦的通道入口进行广泛的扩张。如果继续按照此方向进行解剖，尤其是方向偏向时，器械头将进入额窦（**图83**）。

图84显示出筛骨迷路后壁。在此创建了一个人工开口，以进入嗅球所在部位。

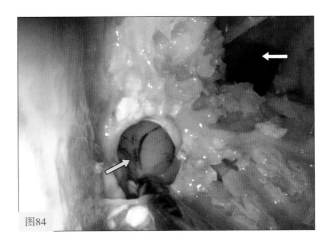

⟹显示嗅球，⟹指示额窦通道

经鼻内镜脑脊液漏修补

可以使用羊头有效地进行脑脊液漏修补训练。外贴修补法和内贴修补法均可训练。

外贴修补法是指从"外面"将移植物置于颅底缺损处的裸露骨上，而非将其插入缺损缘下。目的是将移植物以完全覆盖缺损的方式放置。作为一个经验法则，移植物的直径应该比缺损本身大 1~2 毫米。成功放置移植物后，我们通常采用附有人类纤维蛋白原的合成性生物可吸收薄补片进行修补。应始终以活性表面紧密接触硬脑膜的方式放置补片（在任何情况下，活性表面都应清晰可辨，最好带颜色编码，以确保它不与材料的另一面混淆）。第二层的尺寸比第一层大 2~5 毫米，具体取决于无褶皱情况下恰当贴上补片的可用自由空间。脑脊液漏修补中绝对不能出现褶皱，因为它们通常伴随着手术失败。

如果缺损直径小于 5 毫米、轻度脑脊液漏或几乎不能觉察的脑脊液漏，则采用外贴修补技术。此外，该技术适用于蝶窦区（特别是位于蝶窦外侧壁上）脑脊液漏修补。蝶窦周围有许多重要结构（海绵窦、颈动脉、视神经、额极动脉、基底动脉），内贴修补技术可能非常危险，不太合理。

相反，如果外科医师需要处理直径大于 5 毫米的缺损，尤其是脑脊液漏量相当大，则强制性使用内贴修补法。内贴修补法是指将移植物置于骨缺损边缘下的硬膜外腔，但是仍然在硬膜上方。

如何使用羊头训练这些技术？

首先，由学员在颅底中创建一处人工缺损。可以通过筛窦最深部分实现这一目的（图68、图70、图71、图74、图75、图77、图79、图80、图82和图84）。穿透颅内骨膜的最佳方法是：通过切除筛窦进入较深层，但不超过连接泪窦（底部）右侧和左侧水平板的水平线，即略微高于中鼻甲下缘（图85-图87）。

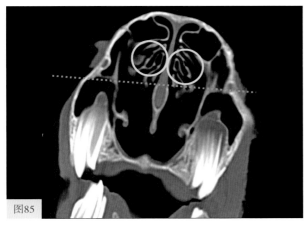

图85 羊头冠状位 CT 扫描。绿色虚线连接两个水平板-泪窦底部。位于较高水平的所有结构，均属于筛骨迷路（黄色圆圈），如果外科医师继续在这一区域推进，特别是器械主要向内侧推进，筛板将被迅速穿透，从而容易出现人为缺损

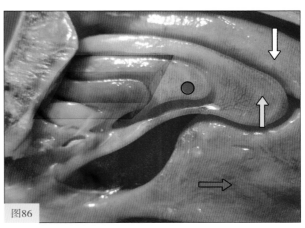

图86 左侧鼻腔侧壁。⟹指示**直褶**（偏前），即上鼻甲（偏后），⟹指示中鼻甲头部，●指示最大且最前方筛窦头部；➡指示下鼻甲，要到达筛板部位时，必须切除包绕部分筛骨迷路的四面体

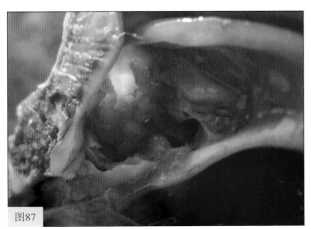

图87 筛窦已被完全清空。筛板几乎透明。保留了完整的中鼻甲以及筛骨迷路框架

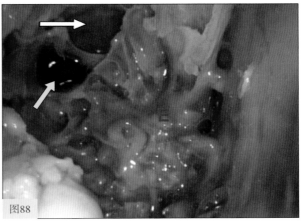

图88 左筛骨迷路最深部。E 指示残留筛窦的后部和外侧部。⟹指示上鼻甲盲端，⟹指示筛板上的人工开口。在缺损边界可以看到少量脑脊液

切除最深的筛窦后，器械头部则到达筛板，应创建一个人工开口，为脑脊液漏修补准备"手术野"（**图88**和**图89**）。多次练习外贴修补技术后，可以练习内贴修补及数（**图90-图95**和**图96**）。出于训练目的，应获取上颌骨膜移植物，因为来自该"供体"部位的骨瓣易于切削，从而可以在实际操作中根据个人需要获得任何尺寸的移植物，满足形状和修剪需要。人类脑脊液鼻漏修补手术中使用的骨瓣一致性非常相似。骨瓣制备方法请见**图97a-图98c**。

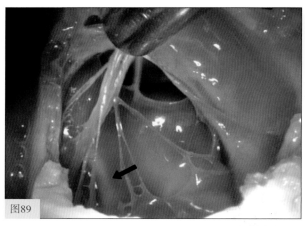

可以在蛛网膜下看到左嗅球（➡）

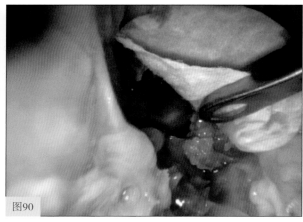

使用 Blakesley 钳，将老式移植物层放置于颅底缺损上

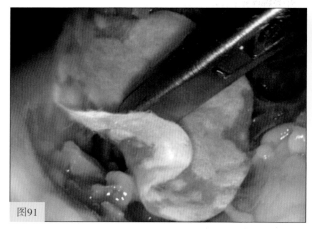

施用补片

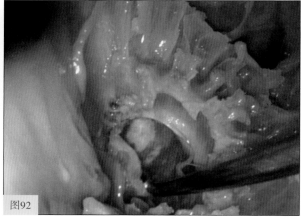

使用弯头刮匙调整补片位置，直至其处于骨缺损缘下方的适当位置。补片上缘已经粘附于硬脑膜和大脑，而下缘则需要重新调整

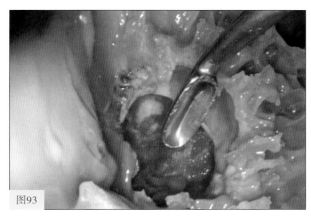

图93

内贴移植物视图，移植物已经调整至处于骨缺损缘下方的恰当位置。无褶皱征兆

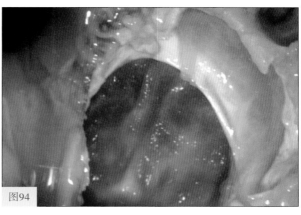

图94

图像证实，内贴插入的补片超过骨缺损的游离缘至少2mm

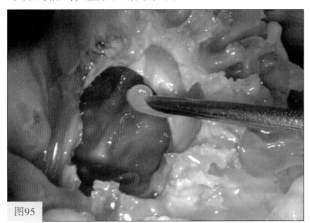

图95

注入纤维蛋白胶

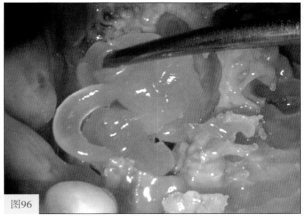

图96

所有隐窝处均应填充纤维蛋白胶，以防止再度发生脑脊液鼻漏

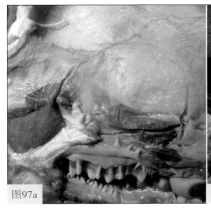

图97a

在覆盖右上颌窦外侧壁的骨膜上创建一个圆形切口。使用刮匙或其他合适的器械，将骨膜从骨上剥离，小心操作以保持骨瓣的完整性

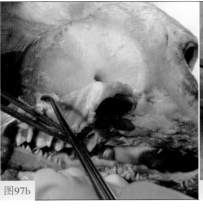

图97b

上颌黏膜骨膜瓣的切削几乎就要完成。剩余部分牢固地附着于眶下神经鞘。可以切断神经，而无需切割骨瓣

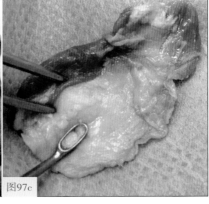

图97c

应将骨瓣灰白侧（即刮匙头按压的一侧）置于硬脑膜缺损上。较暗的一面应面向鼻腔

经鼻内镜下眼眶减压术（EEOD）

　　羊腭窦、上颌窦和泪窦（尤其是筛骨迷路与眼眶之间）之间的解剖关系非常有利于术者练习内镜下眼眶减压术。在作者看来，该类标本非常有利于进行 EEOD 训练，并且毫无疑问会使人感到愉悦，因为学员在解剖训练的每个步骤中投入了改善他们手术技能的时间和精力，回报他们的是陡峭的学习曲线。尽管如此，该领域的初学者不应该将任何方式的内镜下眼眶减压术作为他们开始就选择的训练项目。**图 49**、**图 51**、**图 57**、**图 63**、**图 69-图 73**、**图 76**、**图 79**、**图 80-图 82** 巩固了这一观点。

　　学员应该意识到羊眼眶内视神经管的位置偏于内侧，其走行沿外侧至内侧方向穿过颅底，起源于眶内壁，终结于视交叉（与人类一样）（**图 98**）。

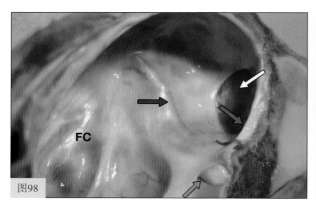

图98　羊前颅底左半部分视图。FC 指示颅窝，➡ 指示视神经管走行，⇨ 指示筛板，➡ 指示鸡冠，⇨ 指示进入视交叉水平的视神经

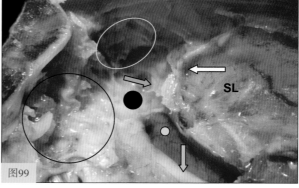

图99　羊头左半部。黄色椭圆形包绕位于眶顶上部的一组筛窦（●）。黑色圆圈包绕位于眶内壁上方的残余筛窦，○ 指示眼眶前壁的外侧部，实际上其构成上颌窦后侧壁（参见**图 70-图 73**），⇨ 指示眶下神经，⇨ 指示泪窦后侧壁残余部分，➡ 指示对应于眼眶前壁最外侧部分凹陷的凸起部分（参见**图 111**，绿色箭头）

羊标本 EEOD 手术的第一步为打开
泪窦，以完全切除其底板，即分离泪窦
与上颌窦和额窦的水平板的大部分。随
后，就可以清楚地暴露出眶下神经根管
以及起源自眼眶的眶下神经的出口点。
在真实手术中，眶下神经起源自眼眶前
壁。操作者应牢记，羊眼眶前壁的大部
分天然由筛窦覆盖（参见**图57**、**图58**、
图64、**图75-图76**）；因此，对三个窦
（泪窦、腭窦和上颌窦）正确定位后，应
小心切除剩余的毗邻筛窦（**图99**和**图104**）。

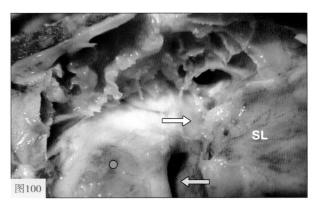

图 100 可以看到眶上壁的大部分。可以看到一根小
血管在其表面走行。其余部分的筛窦位于上部。减
压术期间，应将他们切除。⇒指示对应于眼眶前
壁最外侧部分凹陷的凸起部分，●指示眶内壁，
⇒指示上颌窦，SL 指示泪窦外侧壁

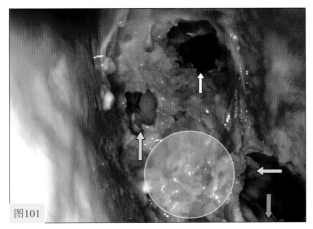

左侧鼻腔。进行了广泛的筛窦切除术后，可以看到
最前方筛窦的入口（⇒）。⇒指示筛板穿孔骨
水平脑近视图。苍白色半透明圆圈包绕应该被切除
的剩余筛窦区域，以自由到达眼眶前壁的内侧部分
（**图100** ●区域）；其中，⇒指示眼眶前壁的外侧
壁分

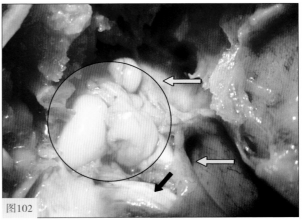

眼眶减压术已经部分完成。目前尚未裸露外侧部分
（⇒）。➡ 指示从此神经管伸出的眶下神经。
球后脂肪组织请见半透明圆圈

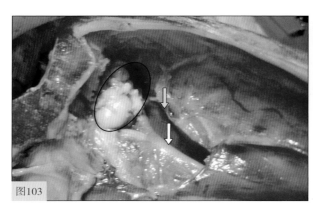

图103

⟹指示眶下神经，⟹指示泪窦底部的残余部分，半透明椭圆形指示部分暴露的球后脂肪组织

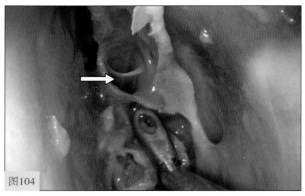

图104

左鼻腔视图。使用 Blakesley 咬骨钳移除剩余的后部筛窦。外科医师应始终靠外侧进行操作，以避免穿透筛板。⟹指示已经被切除的上鼻甲后部，其以盲端终结

始终牢记，羊标本的恰当内镜入路横过泪窦、上颌窦和额窦的后壁。正确识别眶上壁后，小心移除筛窦的剩余部分，确保防止筛板和颅底出现医源性损伤。这些结构就位于眶上壁以上 1~2 cm，以内约 1cm，图 101 清楚地进行了显示。

切除良好暴露的眼眶骨性壁后，操作者必须对眶骨膜进行切除。三个平行切口即已足够。最好从后向前、从上向下进行切割。切除眶骨膜后，外科医师需要从外部按压眼球。球后脂肪组织则进入手术野。经鼻内镜下眼眶减压术完成（**图 102** 和**图 103**）。

始终牢记眶周切口基本原则至关重要：应始终（无一例外）沿水平或纵向进行这些切除，以防止眼外肌（特别是内直肌）意外损伤。

总之，在学习进行眼眶减压术的知识和技术的过程中，应仔细遵循一些简要原则：应识别解剖标记，并不惜一切代价尽可能降低发生医源性损伤的风险。现在对羊标本进行训练，将来则转化为真实患者环境下的实践技能。

穿透筛骨迷路时，强烈建议以上鼻甲（主要是下半部分）为参照，无论眼骨性眶

壁的暴露程度如何（**图 104**）。正如涉及筛骨迷路的章节所述，气化的上鼻甲后部，是一个非常重要的参考结构，在该部位进行内镜手术时应注意使用。该解剖标记可作为特殊的防范措施，防止外科医师采用错误的入路，即向上推进太远，可能进入额窦而非眼眶。

采用逐步策略，包括识别泪窦、额窦和上颌窦，决不能低估（**图 51-图 56** 和**图 105**）。

正确识别眶下神经以及眶下缘至关重要，因为该神经可以引导外科医师直接进入眼眶前壁。

因此，眶下神经与上鼻甲的后部相似，是另一种"防护标记"，在不惜一切代价预防意外切除解剖结构方面发挥关键作用（**图 105** 和**图 106**）。

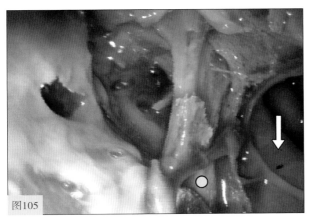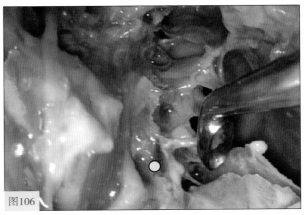

图 105 显示的大部分筛窦已被移除，从而清楚地显示出之前第Ⅱ步（第Ⅰ步包括打开泪窦并移除其底板）创建的人工窦口。眶下管（移除神经后）亦清晰可见。〇指示左腭窦后壁

移除覆盖于眼眶的残余组织。〇指示左腭窦后壁。如上所示，正使用刮匙头清理眶下管

清楚地暴露眼眶轮廓后，应从眼眶前壁的最内侧部分开始移除骨性片段（**图 107** 和**图 108**）。

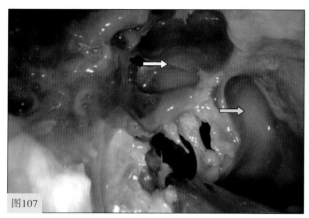

图107

可以很容易认出左眼眶的球形形状。⟹指示眶上壁，⟹指示前壁的外侧半部分。大部分内壁已被移除。眶内容物从外部引入

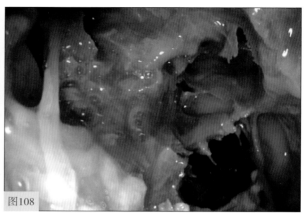

图108

完全切除眶前壁部分后的左鼻腔视图

对羊标本进行经鼻内镜下眼眶减压术前，初学者首先从外部移除眼眶内容物的操作非常有帮助。因为眼眶已完全暴露，在移除骨性壁的过程中可以通过改善可视度便于器械头的操作，因为手术室内的环境（自然或人工）光线照射眼窝时，在内镜观察下光线可透过骨性壁（图169）。反之亦然，如图112所示。

可以非常迅速和容易地进行手术。由于泪腺位于眼窝的上侧、内侧和后侧，很容易在手术期间看到泪腺（图81编号12，图109和图110）。

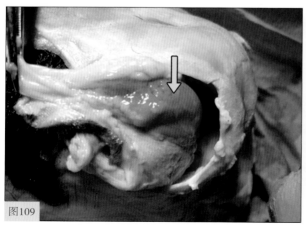

图109

开始切除左眼眶内容物。⟹指示泪腺

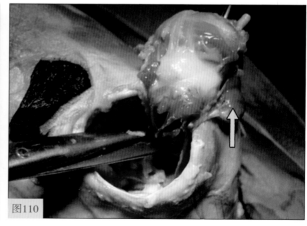

图110

大部分眶内容物已被移除。横断神经血管束和眼外肌肌腱的解剖剪视图。⟹指示泪腺

清除所有内容物后，小心刮除骨性眶壁的内表面（图 111 和图 112）。

下一步是切除骨性眶壁，从内侧操作更容易实现，即经鼻插入 Kerisson 咬骨钳（图 113）。

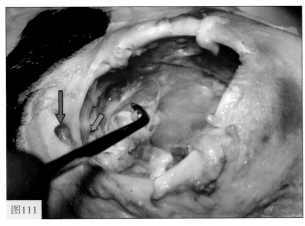

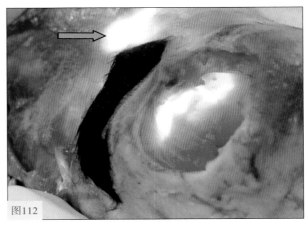

➡️指示鼻泪管入口区。使用刮匙小心刮除眶前壁内表面

如本图所示，可以使用透照法确定眶前壁最薄的部分（类似于人类的筛骨眶板）。内镜头直接置于泪窦上方，光线从内镜头发出。泪窦本身也被照亮（⇨）

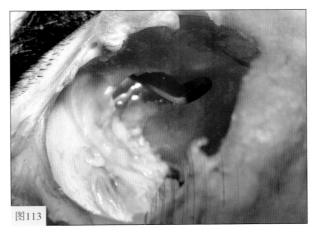

用于从眶前壁内侧部移除骨性片段的 Kerisson 咬骨钳头外侧视图

额窦

如上所述，以矢状位 CT 扫描为准，羊标本额窦的位置如果对应于人体解剖则被称为顶窦，或在罕见情况下被称为枕窦，而非额窦（**图 114**）。在正中矢状面测量，最前方额窦的体积最小（**图 115**）。有趣的是，眼眶上方的额窦非常宽阔（**图 116**）。实际上，羊额窦包括一组从前向后环状排列的腔室，带有外侧室，所有这些形成了"冠"状排列。当然，这个特殊的"冠"状结构并非空心，而是由直接覆盖于脑上方的硬骨组成（**图 119**）。切除颅骨的这个部分后，分析眶上额窦室的尺寸明显变大。还清楚地显示出眼眶轮廓（尤其是上壁轮廓）。

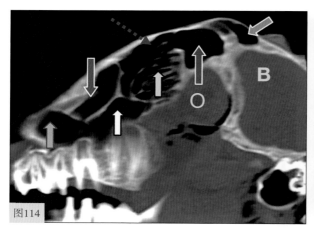

图114

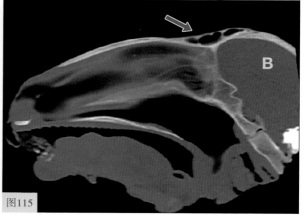

图115

通过泪窦空间的羊头矢状位 CT 扫描。➡ 指示联合鼻腔，➡ 指示泪窦，➡ 指示下鼻甲内空腔，➡ 筛骨迷路，O 指示眼眶，---➤ 指示气化的上鼻甲后端轮廓，➡ 指示额窦（眶上室），B 指示脑，➡ 指示额窦室最后方

羊头正中矢状位 CT 扫描。➡ 指示最前方额窦室极浅，B 指示脑

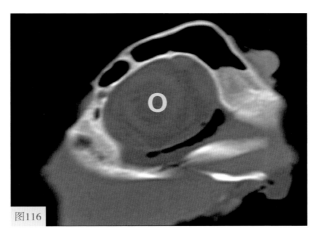

图116

可以在眶底看到一些人为气体聚集。眼眶上方确实存在一个气体间隙（额窦眶上室）。◎指示眼眶

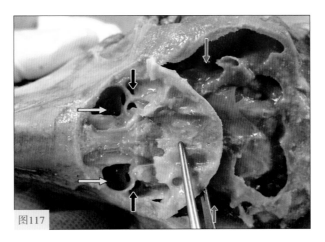

图117

切除颅骨前部后，清楚地显示出最前方的额窦室（⇨）。后壁上是引流口。鼻额隐窝深漏斗部清晰可见（➡）。漏斗部与上鼻道区交通（**图118**）。请注意由 ⇨ 指示的眶上额窦室

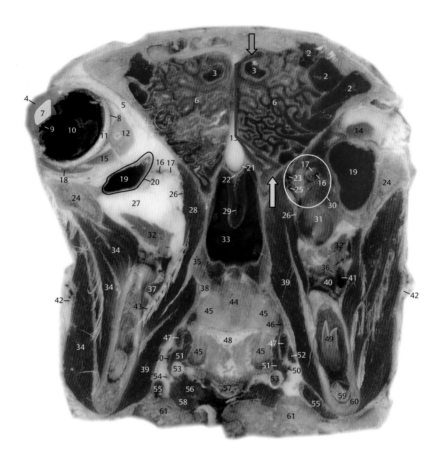

图118

蓝曲线指示额窦引流通道，起点为鼻额隐窝，鼻额隐窝位于上鼻道最上方（⟹），恰好位于上鼻甲（**编号 3**）气化尾部之上。外侧室编号为 **2**。引流分叉（⟹），从而形成第 3 和第 4 窦口隐窝

1	额骨	11	巩膜	22	犁骨	34	咬肌	46	前茎突咽肌	58	肩胛舌骨肌
2	额窦	12	泪腺	23	蝶腭静脉	35	腭骨-垂直板	47	茎突舌骨	59	下齿槽动
3	上鼻甲	13	鼻中隔软骨	24	颧骨-颞突	36	颊神经	48	会厌		脉、静脉
4	角膜	14	眼球下斜	25	蝶腭动脉	37	颞肌	49	下颌第Ⅲ臼齿		和神经
5	眶周内脂肪体		肌-起点	26	翼腭神经	38	颧骨-钩状突	50	舌动脉	60	下颌骨体-
6	筛骨迷路	15	眼球下直肌	27	眶周外脂肪体	39	翼内肌	51	舌咽肌		骨密质
7	眼球前房	16	眶下动脉	28	翼外肌	40	颊肌-白齿部	52	角舌骨肌	61	下颌腺
8	眼球缩肌	17	上颌神经	29	咽中隔	41	颊静脉	53	甲状舌骨		
9	虹膜	18	眼球下斜肌	30	翼腭窝	42	面神经下颊支	54	舌下神经		
10	眼球玻璃体	19	上颌窦	31	牙胚间充质	43	舌神经	55	二腹肌		
	腔，视网膜	20	泪骨泡	32	背侧颊腺	44	软腭	56	胸骨舌骨肌		
	（人为消融）	21	犁骨沟	33	鼻咽道	45	会厌旁扁桃体	57	舌骨会厌肌		

图 120 清楚地显示出上鼻甲气化尾部末端与最前方额窦室前壁的接近程度。上鼻甲盲端接近额窦下方（图 121）。

此外，图 122 和图 123 清楚地显示，羊脑额叶前方和上方存在一些额窦室。然而，仅向后数厘米，外科医师将看到覆盖于脑上方的厚骨，并且无任何腔室。关键问题是额窦所有腔室之间是

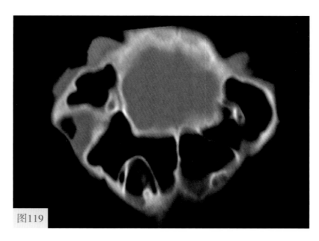

图119

羊头最上方水平轴位 CT 扫描，清楚地显示出额窦由多个环形排列的腔室（围绕直接覆盖于脑上方的厚密质骨）组成。额窦室的这种特殊结构非常类似于"冠"状

否存在通路。很明显，腔室之间存在相互交通，这样它们才能够充分空气交换。问题是如何清楚地识别"开口"、"管道"或表明存在相互交通的任何形态特征。对于内镜解剖训练而言，这一问题当然无关紧要，可以通过染料进行有效识别，将染料从外注入眶上额窦室，染料则通过相对于人体解剖中鼻额隐窝的部位（图 124 和图 125）。要在原始标本上观察染料走行路径极其困难，然而，切除一系列覆盖于上方的额窦室有助于上述观察，这样处理后就可以从外上方看到额窦室的底板以及引流通路方向（图 126-图 129）。

最终，染料从鼻腔排出。它通常很快出现在第 3 和第 4 窦口隐窝（参见图 35）。

我们得出的结论是，在实践操作中，额窦手术通常涉及两个有趣的准则：

▪ 第一个准则是：应正确识别额窦，然后使用经鼻内镜技术小心将其暴露。当然，在大多数情况下，主要目标是通过筛骨迷路上部进入"冠"状结构的外侧室，涉及谨慎参考上鼻甲这个最佳标记，引导外科医师进入额窦。

■ 第二个准则与 Draf 归类的所有三种额窦经鼻内镜手术相关。

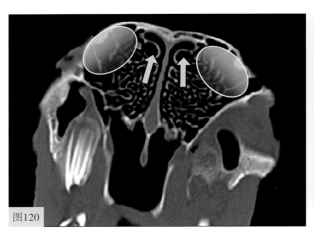

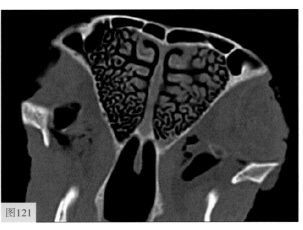

羊头冠状位 CT 扫描显示，上鼻甲后端仍然为气化结构（⟹）。覆盖骨显示，最前方额窦室存在不连续的初始气化征象，而在外侧（尤其是眶上室），"冠"状结构中的最大结构，已经完整可见（半透明椭圆形）

上鼻甲尾部则没有气化迹象，与此同时，最前方额窦室仍然演化为充分气化。一般而言，"冠"状结构的外侧室大于内侧室

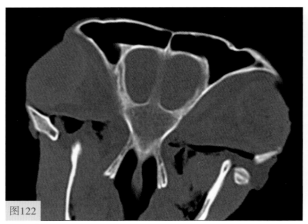

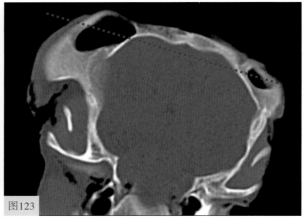

大脑最前部分冠状位 CT 扫描显示，前方额窦室体积仍然很大。然而，仅向后 2~3cm，它们就变得极浅，甚至消失，在覆盖大脑的部位立即转变为致密骨质。因此，从外部进行解剖并切除这一部分骨性框架时，可以看到如**图 124** 显示的大脑

一旦去除穹顶部位的颅骨（按照▪▪▪指示的下部水平切除），最前方额窦室广泛暴露，可以看到浅表脑组织。参见**图124**

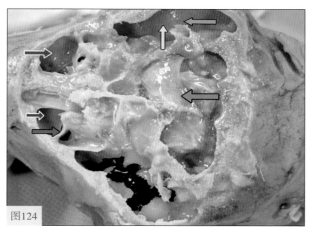

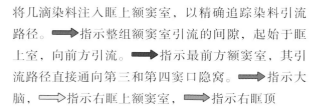

图124

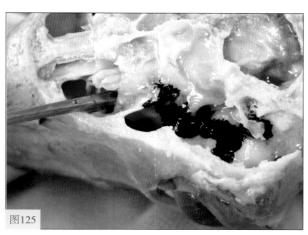

图125

将几滴染料注入眶上额窦室，以精确追踪染料引流路径。➡指示整组额窦室引流的间隙，起始于眶上室，向前方引流。➡指示最前方额窦室，其引流路径直接通向第三和第四窦口隐窝。➡指示大脑，⇨指示右眶上额窦室，➡指示右眶顶

通过所有这些腔室间相互交通的开口，染料引流入鼻额隐窝。仍然不能看到部分开口，然而，识别出透过一些骨壁的蓝色染料后，可以隐约看到这些开口。移除骨壁后，可以清楚地观察染料引流通路且便于追踪，如图 126 所示

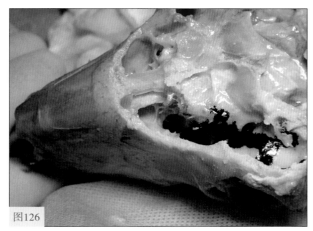

图126

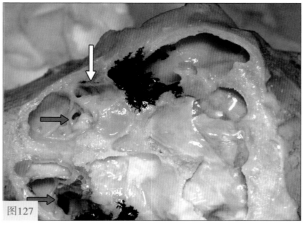

图127

已经移除大部分额窦室和骨性间隔，极大地方便了追踪染料引流路径。现在，可以得出明确结论，羊标本额窦"冠"状结构的腔室之间充分相互交通，因为存在"先进的引流网络"

⇨指示一个外侧额窦室骨性顶部的一部分。上方➡指示一个小开口，向前方额窦室注入染料后，染料通过该开口向鼻部引流。下方➡指示同一开口，该侧开口显然比对侧宽。由于这一事实，可以清楚地显示出从左后方眶上额窦室发出的染料引流路径

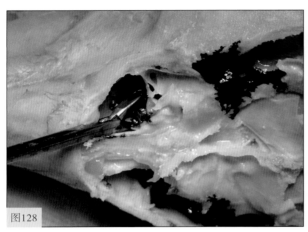

采用 Blakesley 咬骨钳咬碎的方式移除外侧额窦室的骨性分隔，以观察染料的引流路径。左侧已经进行了该解剖操作

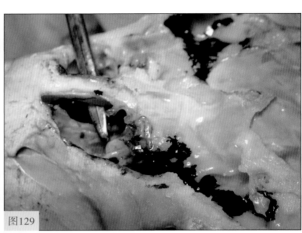

使用 Blakesley 咬骨钳移除最前方两个额窦室之间的中隔。这是 Draf Ⅲ 额窦手术进行前的必须操作步骤，该手术方法将在下面章节讨论

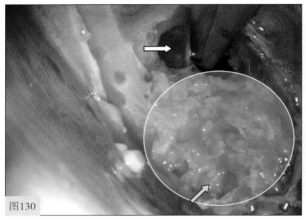

半透明圆形包绕左筛骨迷路的剩余部分。圆形底部的 ⟹ 指示可以接近筛板的部位。⟹ 指示上鼻甲盲端。器械头已经插入额窦"冠"状结构的眶上室

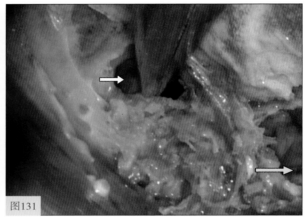

⟹ 指示上鼻甲盲端，器械头已经推进至额窦左眶上室内。此处的中间人工窦口（⟹）可作为良好的参照标记

　　关于第一项准则，已经说明，为预测的移除大部分筛骨迷路以及完成中鼻道窦造口术后额窦所在部位。额窦外侧室通常很容易识别（另见图 120，半透明灰色椭圆形以及图 123、图 130 和图 131）。位于上鼻甲最前方并毗邻上鼻甲盲端的内侧室，通常很浅，几乎不可能采用内镜方法创建一个进入窗口。

　　最初由 Draf 对经鼻内镜下额窦手术方法进行分类（Draf Ⅰ、Draf Ⅱ 和 Draf Ⅲ），这方面内容将在下一章节说明。

Draf 额窦手术

由于以下两个原因，Draf 经鼻内镜下额窦手术未在临床实践中广泛应用：医师常常不能确定进行特定类型手术的指征；他们也不太清楚如何正确地进行手术。

这两个事实之间似乎存在恶性循环：很少进行这种外科手术，通常涉及外科医师的经验和技能不足以安全地进行手术。如果外科医师的技能不足，确定手术指征则变得愈发困难。实际上，在额窦慢性炎症疾病治疗方面，Draf 手术有明确的适应证和有效性。幸运的是，出于此特定目的，可以非常有效使用羊标本训练所有这三种 Draf 经鼻内镜下额窦手术。

Draf Ⅰ型手术

与Ⅱ和Ⅲ型相比，该手术的范围最小。Ⅰ型手术适用于存在单侧、中度额窦病变且顽固复发的患者，无论曾经进行过何种手术，并且无论先前手术有多么准确或成功。显然，此处的主要问题与鼻额隐窝引流通路的通畅度有关，尤其是先前经过各种内镜下额窦技术治疗的病例。

在这种情况下，有关因素通常为外科医师高度关注的前颅底部位，尤其是上部，此处骨壁最薄。

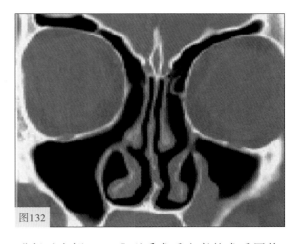

图132

进行过右侧 Draf Ⅰ型手术后患者的术后冠状位 CT 扫描。证实了上颌窦与额窦之间引流通路的通畅度。在人体解剖学中，筛板长度（此处较长，对应于 Keros 分类中的 3 型结构）决定了嗅窝的深度。在这些情况下，外科医师通常很少倾向于在内镜下手术，因为起源于筛板外侧缘的嗅窝外侧板，非常薄、脆弱且较长，意味着该部位发生医源性损伤的潜在风险很高众所周知，该部位的硬脑膜特别脆弱，更糟的是，它牢固附着于下方骨质，意味着该部位即使是轻度的骨质破坏（例如损害），也会立即引起医源性脑脊液漏。外科医师迅速发现存在脑脊液漏的情况下，通常不会对手术成功造成不良影响，因为外科医师会迅速尝试修补硬脑膜缺损，更有经验的外科医师会在危急情况下寻求帮助。将立即给予患者预防性抗生素，在某些情况下，甚至持续进行腰大池引流达 72 小时。

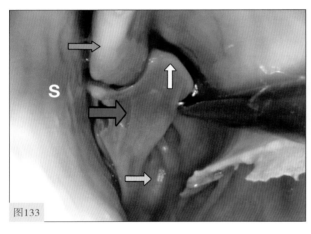

图133

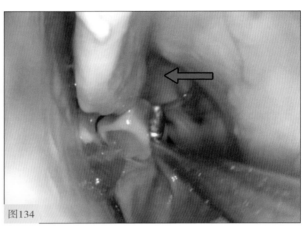

图134

➡ 指示左上鼻甲，是额窦最前侧壁的可靠标记。➡ 指示中鼻甲头部。箭头正上方，可以看到一个类似乳头的小结构。这是 Proversae 结节。⇨ 指示 Petradae 结节。S 指示中隔；⇨ 指示第三和四窦口隐窝部位

中鼻甲被推向内侧。现在外科医师可以自由接近中鼻甲并进入窦口隐窝。➡ 指示上鼻甲后部，几乎为尾部

如果未注意到脑脊液漏，未及时封闭缺损，情况可能要糟得多。在这种情况下，后果通常很严重且更难处理。我们得出的结论是，可能是所有这些因素共同作用，导致进行内镜下鼻窦手术的外科医师，经常在鼻额隐窝部位采取保守的手术方式。

具有讽刺意味的是，易于发生医源性脑脊液鼻漏的 Draf I 型手术所需时间通常长于预期。该手术要求对相关部位进行仔细的放射影像学评估，包括冠状面、轴面和矢状面上高质量的多层 CT 扫描（MSCT），在使用内镜和内镜器械对相关部位进行检查前，能够清楚地显示出鼻窦的最薄骨板以及骨壁，并进行详细的探测。图 132 显示右侧 Draf I 型手术后 3 个月的冠状位 CT 扫描。

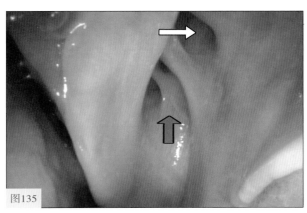

图135

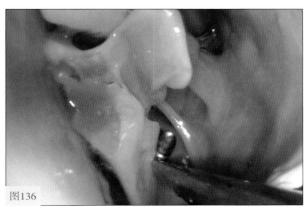

图136

左中鼻道和窦口隐窝近视图。➡指示第3和第4隐窝（参见**图35**），额窦引流区；⇨指示第2隐窝（参见图32），即泪窦、额窦和上颌窦引流区

刮匙背部接触第4隐窝（参见图35）

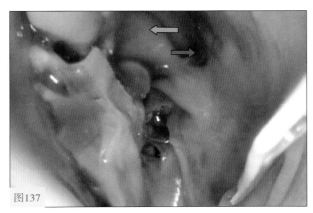

图137

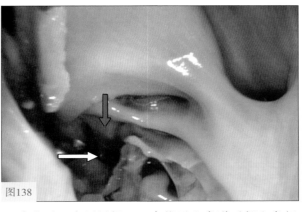

图138

已经进入鼻额隐窝。**小心！**最前方的额窦室位置远远靠上。位于上鼻甲尾部的后上方，如⇨所示。➡指示第2隐窝（参见**图32**）

➡指示上鼻甲尾部。⇨指示上鼻道后部和鼻额隐窝（参见**图118**，详细展示了额窦引流通道）

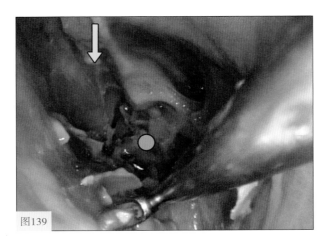

图139

●显示将在下一步中小心移除的筛骨迷路。⇨指示位于最前方额窦室底板的大人工开口。Draf Ⅰ型手术已经完成

必须强调的是，该部位相邻结构之间的解剖关系复杂。这就是为什么文献对内镜下额窦手术方式进行广泛分析和描述的原因。外科医师必须特别注意钩状突垂直插入的解剖变异：它可能会附着于筛骨眶板、筛板，偶尔会附着于前颅底。当然，最关键的结构是钩状突附着于筛板。我们绝对清楚，动物模型的解剖训练不能解决所有这些难题，因为它们都与人类医学相关，要正确解决它们，需要大量的知识、经验和付出，包括根据病例个人情况作出的任何治疗决策。尽管如此，使用羊标本进行这些类型的手术操作训练有助于正在接受训练的外科医师，达到在与人类非常相似的结构中如何以及何时操作器械感到舒适且充满信心的状态。唯一的区别是，使用羊头训练没有任何危险。图 133- 图 139 显示如何对羊标本进行 Draf I 手术。

Draf II 型手术

与 I 型手术相比，Draf II 型手术更复杂，但仍然为单侧。在人类医学中，该手术适用于存在严重、长期顽固复发的单侧额窦病变，既往治疗（保守治疗以及手术治疗方法）难以奏效的患者。

Draf I 型手术在从筛骨眶板延伸至中鼻甲外侧表面的部位进行手术，即仍然在窦口鼻道复合体边界内，必须保留大部分中鼻甲。而 Draf II 型手术则移除中鼻甲的最前部分。在人类医学中，该手术的初始步骤包括清楚地识别第一个（最前方）嗅觉纤维，如果外科医师切除中鼻甲前缘的狭长结构，则上述操作会变得很容易。暴露这一解剖细节后，外科医师应能准确地确定额窦底板逆行切除范围，以

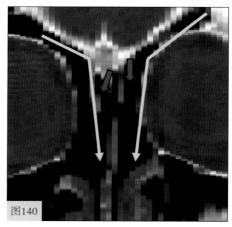

图140

人类患者双侧 Draf II 型手术后的冠状位 CT 扫描。➡ 指示中鼻甲残余部分。⇨ 指示恢复的通畅度以及双侧额窦的引流通路

避免距离筛板过近。Draf II 型手术后通常会留下从筛骨眶板到鼻中隔的间隙，因为实际上已经切除了中鼻甲前部。**图 140** 为在 Draf II 型手术完成后采集的 CT 放射影像学图像。

羊标本 Draf II 型手术的描述请见**图 141—图 145**。

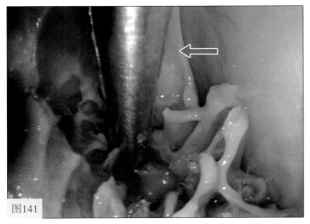

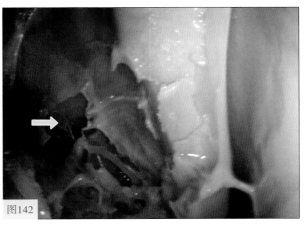

羊标本左侧鼻腔视图 ➡ 指示气化的上鼻甲后端的上半部分。器械头沿后上方推进，直至到达预期的部位，最前方额窦腔前壁。移除覆盖组织后，进入额窦。这是另一种进入额窦的方法，比前面叙述的方法更直接，它基于用于正确识别额窦的解剖标记：上鼻甲后端和上鼻甲尾部

最前方额窦腔进入视野。前壁似乎呈片段化、很薄，几乎透明（⇨）。中鼻甲的前半部分已切除

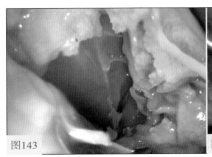

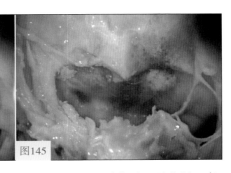

从下到额窦底板的直接进入方法，即到达前额窦室前壁和底板部分。进行正确切除后，可以通过这种方法确立引流通路的通畅度

在最前方额窦腔的前壁上创建了一个大开口（半透明圆形）。下一步，将此额窦室连接至眶上室（⇨）

完成 Draf II 型手术后，则获得一条连接两个腔室的通道

Draf Ⅲ 型手术

与Ⅰ型和Ⅱ型手术不同，Draf Ⅲ型手术始终涉及切除双侧额窦底板。没有单侧 Draf Ⅲ型手术。该类型手术适用于进行额窦病变根治术，与 Draf Ⅱ型手术一样，但是双侧进行。它还涉及移除上半部鼻中隔的大部分，从而可以让人类患者额窦前下壁的两个开口融合（例如使用金刚石切针）为一个大开口。**图 146** 为完成 Draf Ⅲ型手术后采集的 CT 放射影像学图像。

完成双侧 Draf Ⅱ型手术后，必须移除鼻中隔的最上部分，该部分毗邻额窦底板。实现这一步骤后，可以看到左侧和右侧左前方额窦室之间的分隔。下一步，移除间隔结构。

羊标本 Draf Ⅲ型手术的描述请见**图 147－图 157**。

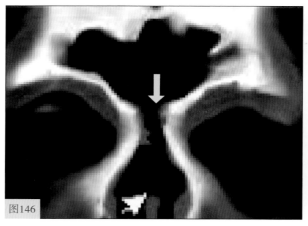

术后 CT 扫描证实，双侧鼻中隔、额窦底板（⟹）和中鼻甲缺失，表明已经创建了一个大空腔

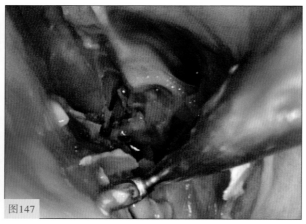

双侧均进行了 Draf Ⅱ型手术。我们使用刮匙切割鼻中隔。幸运的是，羊鼻中隔仅有软骨构成

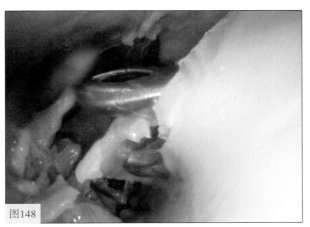

图148

右鼻腔视图。使用 Blakesley 咬切钳，直接或从另侧鼻腔移除部分鼻中隔，如上所示

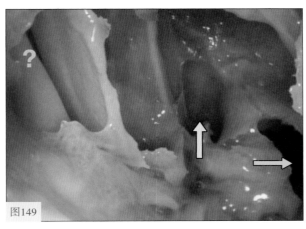

图149

左额窦已完全打开（⇨）。⇨指示一个大眶上额气房。黄色（图标?）指示将以相同方式手术治疗的部位

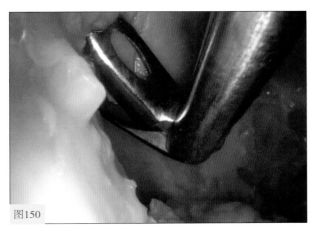

图150

切除鼻中隔的残余部分以及一些前额窦残余组织，为额窦提供无障碍的视野

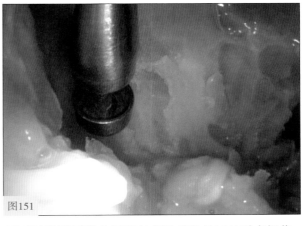

图151

还可以使用环形咬切钳完成**图 150** 显示的手术操作

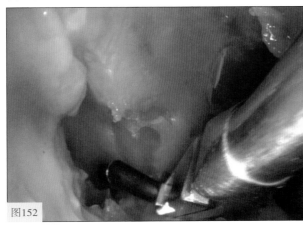

图152

另一种替代方案是使用反咬钳，如图所示

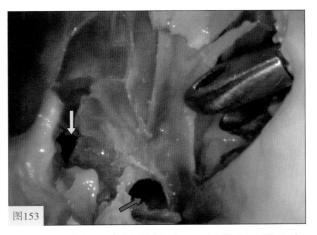

图153

➡指示右侧上鼻甲尾部开口。额窦位于后上方（⇨）

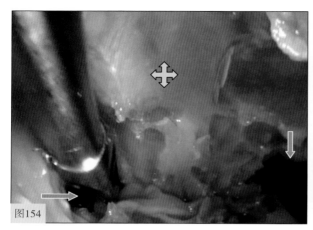

图154

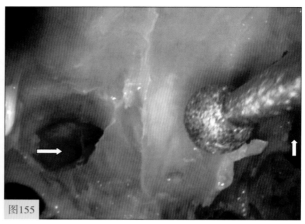

图155

左侧最前方额窦室清晰可见（右➡）。恰好显示右侧室的轮廓。下一步，将使用器械在该部位创建第二个大开口。随后，该部位后方有一个正中矢状位骨壁，以黄色✛表示。该骨壁分隔开最前方额窦气房，应切除使双侧气房融合以形成一个大开口

➡指示右侧和左侧最前方额窦气房。使用金刚钻磨除之间的骨壁

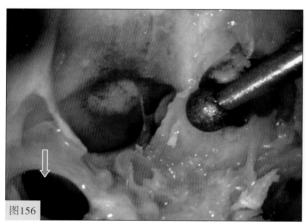

图156

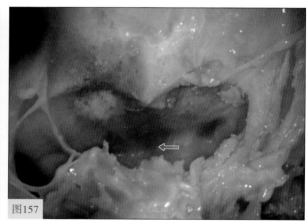

图157

➡指示右侧眶上额窦室。使用金刚钻，几乎完全切除了覆盖两侧前部额窦顶部的骨壁

通过钻孔方式成功切除骨壁。现在前颅底清晰可见（➡）。完成 Draf Ⅲ 型手术前，仍然要进行最后一步，切除妨碍左侧眶上额窦室视野的一小块骨

泪囊鼻腔吻合术

遗憾的是，这种手术不能使用羊标本训练，因为羊没有泪囊。通过泪囊造影术证实了这一解剖发现，明确发现上泪小管和下泪小管均引流入鼻泪管。上泪小管以约170°引流，而下泪小管几乎以直角与鼻泪管汇合。两角均开口朝向口鼻部（图158）。

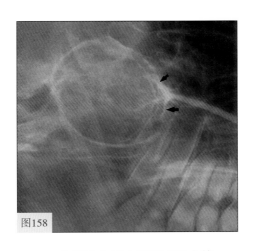

图158

➡️指示上泪小管和下泪小管

根据泪囊造影图像，鼻泪管似乎终结于下鼻甲迷路中部的某个位置（图159、图160和图161）。

然而，解剖学研究表明，鼻泪管其实更长，它一直延伸到鼻腔的最前方（图160）。可以通过注射亚甲蓝染料清晰地证实这一点（图161、图162和图163）。

羊鼻泪管是一个相当长的结构。它大约长76毫米，并且几乎呈水平方向走行。

鼻泪管远端部分和鼻泪管开口似乎位于下鼻甲前部，这种情况仅适用于人类解剖学（图164）。

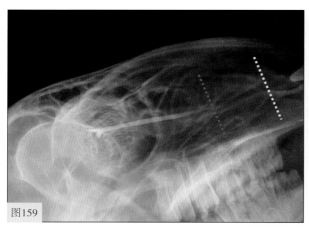

图159

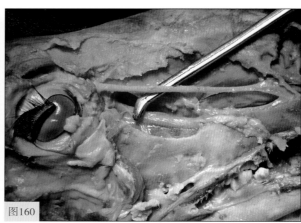

图160

┄┄┄指示预期的鼻泪管开口，┅┅┅指示下鼻甲前极水平

使用 Blakesley 咬骨钳协助从下方良好地暴露鼻泪管。鼻泪管好似一把扇子

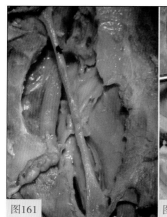

图161

图162

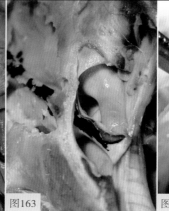

图163

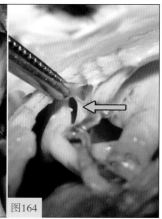

图164

初看起来，亚甲蓝染料（类似于泪囊造影术中使用的造影剂）不会下行至鼻泪管预期长度的一半

染料在很短时间内即扩散至下鼻甲前极

亚甲蓝染料最终出现在下鼻甲前极下方

⟹指示预期的鼻泪管开口，位于下鼻甲前极下方

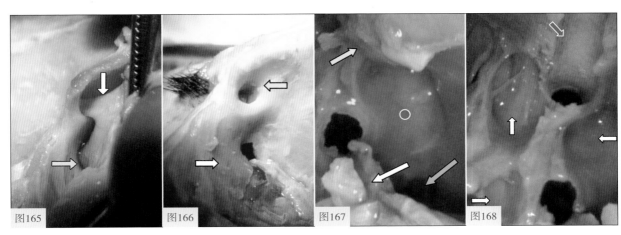

图165

图166

图167

图168

左侧羊眼后前视图。使用器械柄将眼球推至内侧，从而可以清楚地看到鼻泪管入口（⇨）和眶下神经（⇨）

同一视图，但眶内容物已取出。眶前壁的内侧部视图。⇨指示骨性鼻泪管入口，鼻泪管床。下方开口与眶下神经相关。⇨指示在眼眶前外侧部分发现的凸起。可以在内镜下看到相应凸起，如**图167**所示

前眶壁经鼻内镜下视图。●指示先前图中涉及的凸起结构。这意味着可以通过内镜到达眶前壁的最外侧部分。⇨指示骨性鼻泪管的轮廓。⇨指示较深的上颌窦眶隐窝（上颌窦Tido眶隐窝）

左眶经鼻内镜下视图。使用金刚钻或Blakesley咬骨钳从下方打开骨性鼻泪管（➡）。已切除鼻泪管，以检查骨性鼻泪管的管腔内情况

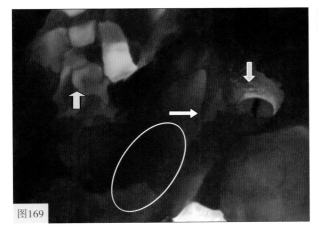

图169

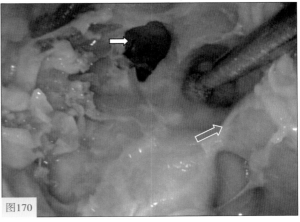

图170

先前排空的左侧眼眶经鼻内镜下视图。使用来自手术室顶灯的漫反射光线照射眼窝。如上所示，可以使用透照法简便地评估眶壁厚度。请注意，接近筛骨迷路处很薄（⇨），而两个骨性管内侧处似乎较厚：鼻泪管和眶下管（⇨）。⇨指示鼻泪管入口。覆盖鼻泪管的骨似乎较厚，因此可以使用金刚钻磨除，如**图170**所示。白色椭圆形包绕一个骨厚度增加区，上颌窦和筛窦在该区融合，出现了骨嵴（上颌窦筛骨迷路Zite嵴，参见**图70**）

可以使用骨钻磨除鼻泪管上部。➡指示鼻泪管走行。⇨指示前筛窦的大部分。可以在眼眶的底板看到眶前内壁部分。使用金刚钻头，在相关骨位置磨出一个深窝

尽管我们一再尝试定位和进入属于泪器系统（羊标本）的具有特定手术意义的一些部位，但我们的努力最终白费，很可能是因为泪小管与鼻泪管在远外侧交汇（图165 和图 166）。

因此，需要使用骨钻来实现羊标本泪器系统细微解剖结构的经鼻内镜下暴露，因为周围的骨质结构相当厚。需要钻取这一特定部位的骨，直至可以进一步进行内镜下解剖（图 169、图 170、图 171 和图 172）。

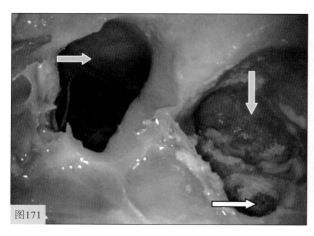 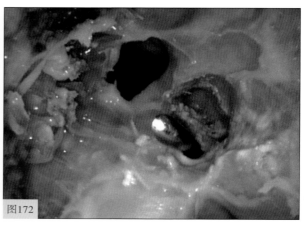

所凿窝底板呈现蓝色外观（⇒），毋庸置疑，这表明剩余骨质相当薄。⇒指示先前排空的骨性鼻泪管。⇒指示位于深筛窦底板的一部分眶壁

刮匙头清晰可见。已插入并通过位于眼眶的鼻泪管入口

推荐器械及设备

鼻内镜及基本器械

MLADINA 头固定架

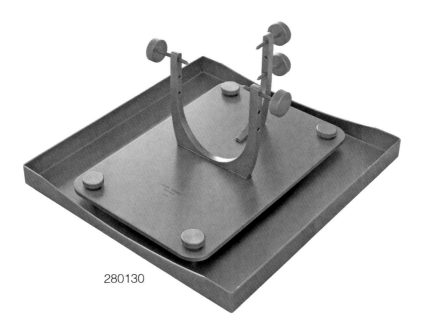

280130

280130　MLADINA 头固定架，碗型设计，可倾斜，具有活动螺丝，用于固定标本

HOPKINS® 内窥镜
用于鼻和鼻窦的诊断、手术和治疗，直径 4 mm，长度 18 cm

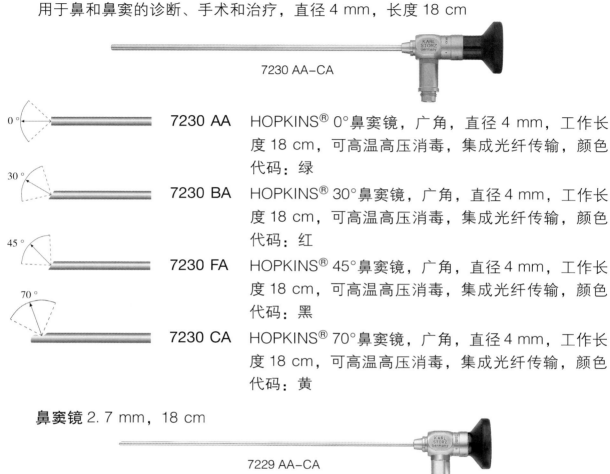

7230 AA–CA

7230 AA	HOPKINS® 0°鼻窦镜，广角，直径 4 mm，工作长度 18 cm，可高温高压消毒，集成光纤传输，颜色代码：绿	
7230 BA	HOPKINS® 30°鼻窦镜，广角，直径 4 mm，工作长度 18 cm，可高温高压消毒，集成光纤传输，颜色代码：红	
7230 FA	HOPKINS® 45°鼻窦镜，广角，直径 4 mm，工作长度 18 cm，可高温高压消毒，集成光纤传输，颜色代码：黑	
7230 CA	HOPKINS® 70°鼻窦镜，广角，直径 4 mm，工作长度 18 cm，可高温高压消毒，集成光纤传输，颜色代码：黄	

鼻窦镜 2.7 mm，18 cm

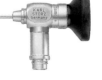

7229 AA–CA

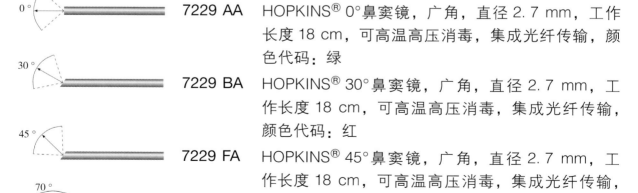

7229 AA	HOPKINS® 0°鼻窦镜，广角，直径 2.7 mm，工作长度 18 cm，可高温高压消毒，集成光纤传输，颜色代码：绿
7229 BA	HOPKINS® 30°鼻窦镜，广角，直径 2.7 mm，工作长度 18 cm，可高温高压消毒，集成光纤传输，颜色代码：红
7229 FA	HOPKINS® 45°鼻窦镜，广角，直径 2.7 mm，工作长度 18 cm，可高温高压消毒，集成光纤传输，颜色代码：黑
7229 CA	HOPKINS® 70°鼻窦镜，广角，直径 2.7 mm，工作长度 18 cm，可高温高压消毒，集成光纤传输，颜色代码：黄

FESS 器械附件

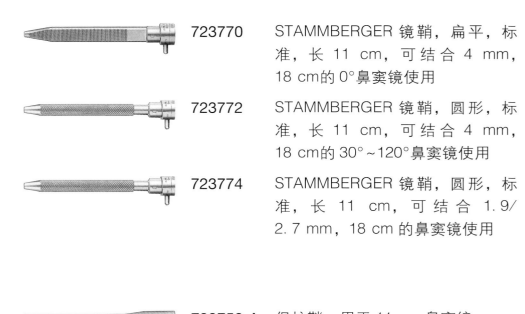

723770 STAMMBERGER 镜鞘，扁平，标准，长 11 cm，可结合 4 mm，18 cm的 0°鼻窦镜使用

723772 STAMMBERGER 镜鞘，圆形，标准，长 11 cm，可结合 4 mm，18 cm的 30°~120°鼻窦镜使用

723774 STAMMBERGER 镜鞘，圆形，标准，长 11 cm，可结合 1.9/2.7 mm，18 cm 的鼻窦镜使用

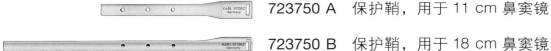

723750 A 保护鞘，用于 11 cm 鼻窦镜

723750 B 保护鞘，用于 18 cm 鼻窦镜

穿刺器

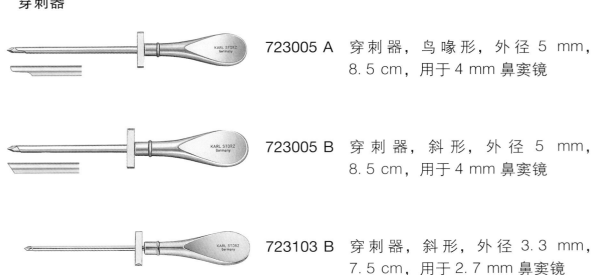

723005 A 穿刺器，鸟喙形，外径 5 mm，8.5 cm，用于 4 mm 鼻窦镜

723005 B 穿刺器，斜形，外径 5 mm，8.5 cm，用于 4 mm 鼻窦镜

723103 B 穿刺器，斜形，外径 3.3 mm，7.5 cm，用于 2.7 mm 鼻窦镜

FESS 器械

用于鼻窦和前颅底的内窥镜诊断、手术和术后治疗

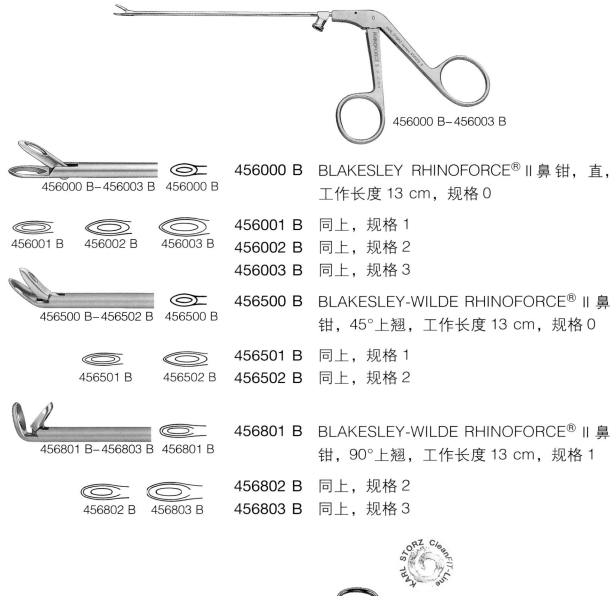

456000 B– 456003 B

456000 B	BLAKESLEY RHINOFORCE® II 鼻钳，直，工作长度 13 cm，规格 0
456001 B	同上，规格 1
456002 B	同上，规格 2
456003 B	同上，规格 3
456500 B	BLAKESLEY-WILDE RHINOFORCE® II 鼻钳，45°上翘，工作长度 13 cm，规格 0
456501 B	同上，规格 1
456502 B	同上，规格 2
456801 B	BLAKESLEY-WILDE RHINOFORCE® II 鼻钳，90°上翘，工作长度 13 cm，规格 1
456802 B	同上，规格 2
456803 B	同上，规格 3

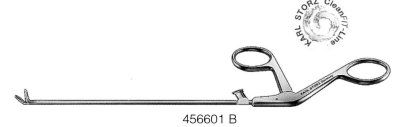

456601 B

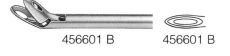

456601 B

456601 B　BLAKESLEY-WILDE RHINOFORCE® II 鼻钳，45°上翘，手柄右水平方向，工作长度 13 cm，规格 1

FESS 器械

用于鼻窦和前颅底的内窥镜诊断、手术和术后治疗

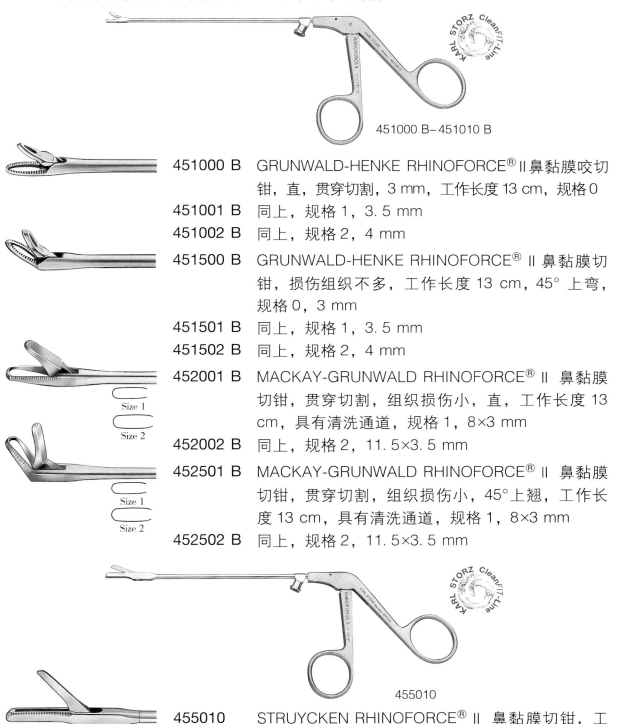

451000 B– 451010 B

451000 B	GRUNWALD-HENKE RHINOFORCE® II鼻黏膜咬切钳，直，贯穿切割，3 mm，工作长度 13 cm，规格 0
451001 B	同上，规格 1，3.5 mm
451002 B	同上，规格 2，4 mm
451500 B	GRUNWALD-HENKE RHINOFORCE® II 鼻黏膜切钳，损伤组织不多，工作长度 13 cm，45° 上弯，规格 0，3 mm
451501 B	同上，规格 1，3.5 mm
451502 B	同上，规格 2，4 mm

Size 1
Size 2

452001 B	MACKAY-GRUNWALD RHINOFORCE® II 鼻黏膜切钳，贯穿切割，组织损伤小，直，工作长度 13 cm，具有清洗通道，规格 1，8×3 mm
452002 B	同上，规格 2，11.5×3.5 mm

Size 1
Size 2

452501 B	MACKAY-GRUNWALD RHINOFORCE® II 鼻黏膜切钳，贯穿切割，组织损伤小，45°上翘，工作长度 13 cm，具有清洗通道，规格 1，8×3 mm
452502 B	同上，规格 2，11.5×3.5 mm

455010

455010	STRUYCKEN RHINOFORCE® II 鼻黏膜切钳，工作长度 13 cm，具有清洗通道

FESS 器械
用于鼻窦和前颅底的内窥镜诊断、手术和术后治疗

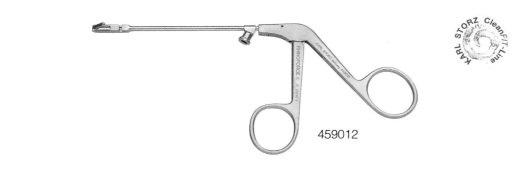

459012

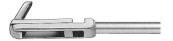

459010　　STAMMBERGER RHINOFORCE® II 鼻窦反咬钳，工作长度 10 cm，具有清洗通道

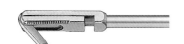

459011　　同上，向右反咬

459012　　同上，向左反咬

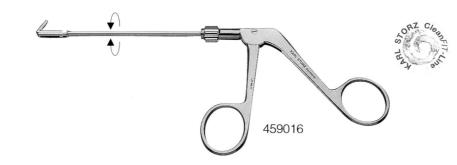

459016

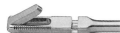

459016　　STAMMBERGER RHINOFORCE® 鼻窦反咬钳，外鞘可 360°旋转，旋转方向可固定，器械可拆卸，工作长度 10 cm，可连接 459015 LL 清洗适配器

459015 LL　　清洗适配器

FESS 器械

用于鼻窦和前颅底的内窥镜诊断、手术和术后治疗

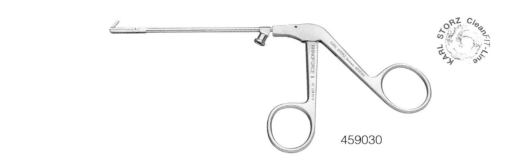

459030

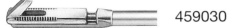

459030 STAMMBERGER RHINOFORCE® II 鼻窦反咬钳，用于小儿，纤细，工作长度 10 cm，具有清洗通道

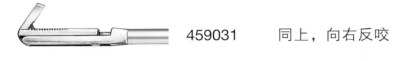

459031 同上，向右反咬

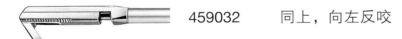

459032 同上，向左反咬

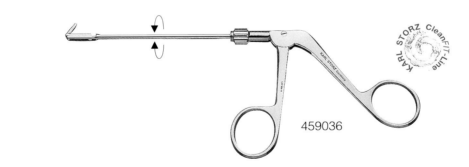

459036

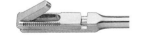

459036 STAMMBERGER RHINOFORCE® 鼻窦反咬钳，用于小儿，纤细，外鞘可 360°旋转，旋转方向可固定，器械可拆卸，工作长度 10 cm，可连接 459015 LL 清洗适配器

459015 LL 清洗适配器

FESS 器械
用于鼻窦和前颅底的内窥镜诊断、手术和术后治疗

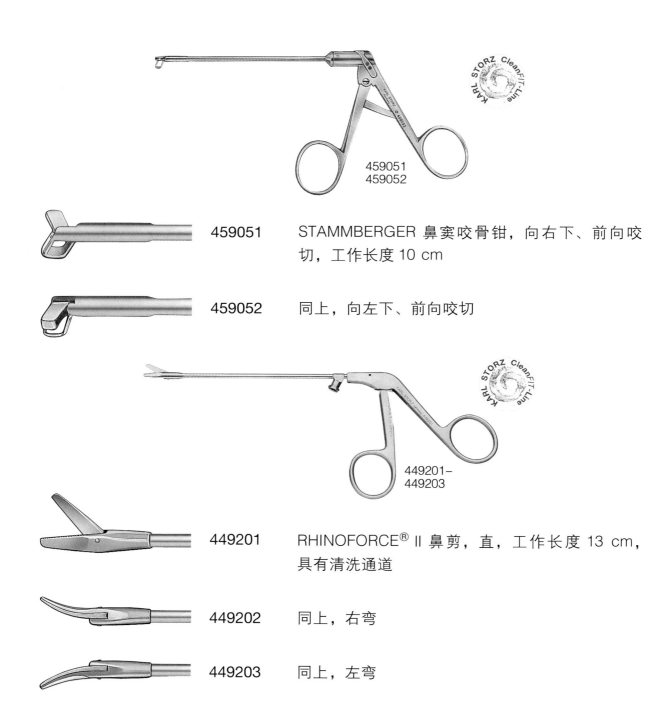

	459051	STAMMBERGER 鼻窦咬骨钳，向右下、前向咬切，工作长度 10 cm
	459052	同上，向左下、前向咬切
	449201	RHINOFORCE® II 鼻剪，直，工作长度 13 cm，具有清洗通道
	449202	同上，右弯
	449203	同上，左弯

FESS 器械
用于鼻窦和前颅底的内窥镜诊断、手术和术后治疗

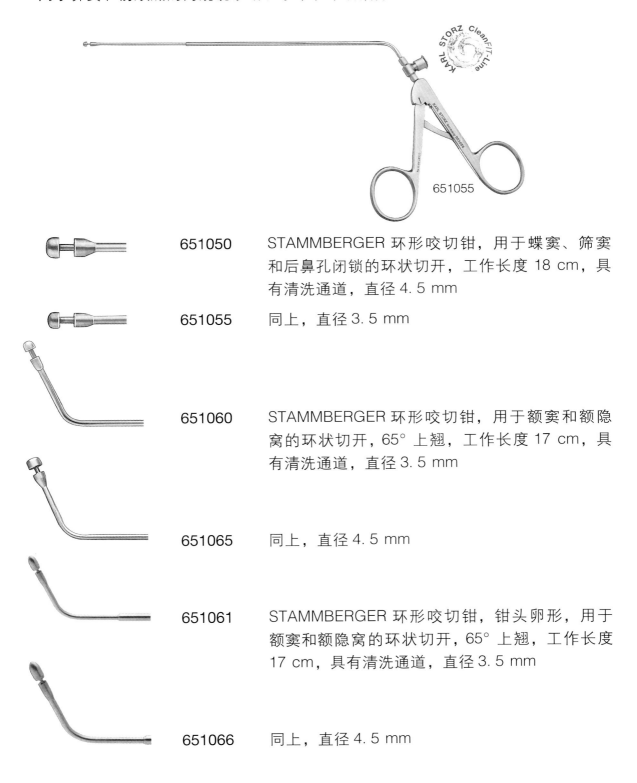

651055

| 651050 | STAMMBERGER 环形咬切钳，用于蝶窦、筛窦和后鼻孔闭锁的环状切开，工作长度 18 cm，具有清洗通道，直径 4.5 mm |

651055　同上，直径 3.5 mm

651060　STAMMBERGER 环形咬切钳，用于额窦和额隐窝的环状切开，65° 上翘，工作长度 17 cm，具有清洗通道，直径 3.5 mm

651065　同上，直径 4.5 mm

651061　STAMMBERGER 环形咬切钳，钳头卵形，用于额窦和额隐窝的环状切开，65° 上翘，工作长度 17 cm，具有清洗通道，直径 3.5 mm

651066　同上，直径 4.5 mm

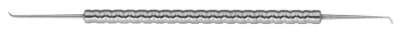

651050 R

651050 R   清洗工具，用于 STAMMBERGER 环形咬切钳，
            适用型号 651050/651055/60/65，双头设计，长
            14 cm

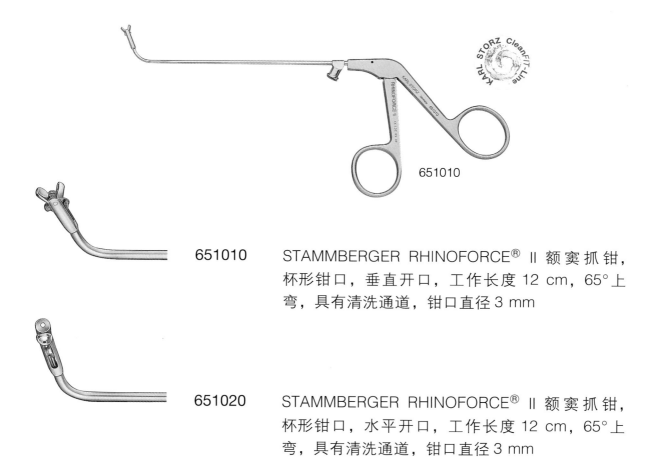

651010

651010   STAMMBERGER RHINOFORCE® II 额窦抓钳，
          杯形钳口，垂直开口，工作长度 12 cm，65°上
          弯，具有清洗通道，钳口直径 3 mm

651020   STAMMBERGER RHINOFORCE® II 额窦抓钳，
          杯形钳口，水平开口，工作长度 12 cm，65°上
          弯，具有清洗通道，钳口直径 3 mm

鼻窦

用于鼻窦、颅底和垂体的显微镜或内窥镜手术

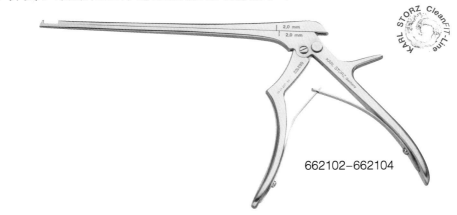

662102–662104

| | 662102 | KERRISON 咬骨钳，90°向上非贯通咬切，工作长度 17 cm，可拆卸，直径 2 mm |
| | 662104 | KERRISON 咬骨钳，90°向上非贯通咬切，工作长度 17 cm，可拆卸，直径 4 mm |

FESS 器械

用于鼻窦和前颅底的内窥镜诊断、手术和术后治疗

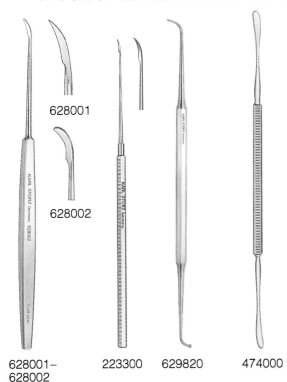

628001 镰状刀，长 19 cm，尖头

628002 同上，圆头

223300 PLESTER 镰状刀，标准，16 cm

629820 探针，双头，探察上颌窦口，长 19 cm，球端规格：直径 1.2 mm，2.0 mm

474000 FREER 剥离子，双头，长 20 cm

628001–
628002   223300   629820   474000

FESS 器械

用于鼻窦和前颅底的内窥镜诊断、手术和术后治疗

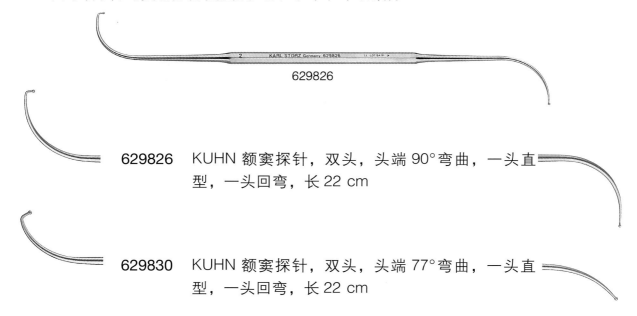

629826　KUHN 额窦探针，双头，头端 90° 弯曲，一头直型，一头回弯，长 22 cm

629830　KUHN 额窦探针，双头，头端 77° 弯曲，一头直型，一头回弯，长 22 cm

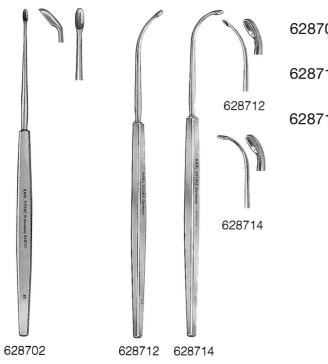

628702　窦腔刮匙，长 19 cm，椭圆形匙口，小号

628712　KUHN-BOLGER 额窦刮匙，椭圆形匙口，向前 55° 弯曲，长 19 cm

628714　同上，90° 弯曲

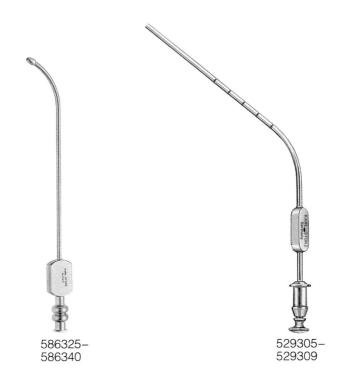

586325–
586340

529305–
529309

586325	v. EICKEN 上颌窦吸引管，LUER 接口，弯曲，长 15 cm，工作长度 11 cm，外径 2.5 mm
586330	同上，外径 3 mm
586340	同上，外径 4 mm
529305	FRAZIER 吸引管，具有通条，工作长度 10 cm，头端 5~9 cm 处有标尺，外径 5 Fr.
529307	同上，外径 7 Fr.
529309	同上，外径 9 Fr.

UNIDRIVE® S Ⅲ ENT SCB/UNIDRIVE® S Ⅲ ECO

耳鼻喉科综合动力系统

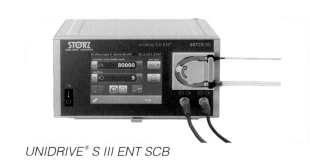

UNIDRIVE® S III ENT SCB

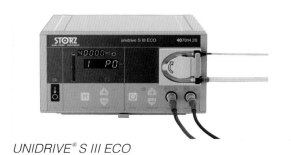

UNIDRIVE® S III ECO

产品特点:

	UNIDRIVE® SIII ENT SCB	UNIDRIVE® SIII ECO
触摸屏:直观的功能显示,可通过触摸屏选取所需功能	●	–
开机自动显示上次设置的参数	●	●
通过触摸屏,实现简洁的用户控制	●	–
系统语言可选	●	–
自动识别手柄,并在触摸屏上图形化展示	●	–
集成多功能设计	●	●
–刨削手柄搭配不同刀头可用于鼻窦和前颅底手术		
–INTRA 电钻手柄(40,000 rpm 和 80,000 rpm)		
–鼻窦刨削	●	●
–微型锯		
–植皮刀		
–高速电钻手柄(60,000 rpm 和 100,000 rpm)		
双电机输出:可同时连接刨削手柄和电钻手柄	●	●
启动延时功能	●	–
错误信息提示	●	–
整合灌注冷却泵:	●	●
–灌注均匀连续,灌注流量全程控制		
–管路连接简洁快速		
手柄自动识别,程序选择快速	●	●
无级变速调节	●	●
最大转速和扭矩:每分钟转速精确控制,可保持预设参数恒定	●	●
可设定多个预设转速	●	●
SCB 控制功能,可与 KARL STORZ 集总控制系统整合	●	–
包含冲洗管路	●	–

动力系统
系统技术参数

模式		型号	转速/rpm
刨削模式 手术模式： 最大转速（rpm）：	往复旋转，连接刨削手柄： DRILLCUT-X® II 刨削手柄 DRILLCUT-X® II N 刨削手柄	**40**712050 **40**712055	10,000 ＊ 10,000 ＊
鼻窦磨钻模式 手术模式： 最大转速（rpm）：	单向旋转，连接刨削手柄： DRILLCUT-X® II 刨削手柄 DRILLCUT-X® II N 刨削手柄	**40**712050 **40**712055	12,000 12,000
高速电钻模式 手术模式： 最大转速（rpm）：	顺时针旋转或逆时针旋转，连接： 微型高速电机	**20**712033	60,000/100,000
电钻模式： 手术模式： 最大转速（rpm）：	顺时针旋转或逆时针旋转，连接： 微型电机 连接线缆	[**20**711033] [**20**711173]	40,000/80,000
微型锯模式 最大转速（rpm）：	连接： 微型电机 连接线缆	[**20**711033] [**20**711173]	15,000/20,000
鼻钻模式 最大转速（rpm）：	连接： 微型电机 连接线缆	[**20**711033] [**20**711173]	60,000
植皮刀模式 最大转速（rpm）：	连接： 微型电机 连接线缆	[**20**711033] [**20**711173]	8,000
电源：	100-240 VAC，50/60 Hz		
主机尺寸： （w×h×d）	300×165×265 mm		

双电机输出，可同时连接两个电机

整合灌注泵：

流速： 9 级可调节

＊ 根据实际使用效果，推荐使用 4,000 rpm 左右转速

	UNIDRIVE® S Ⅲ ENT SCB	UNIDRIVE® S Ⅲ ECO
触摸屏：	6.4″/300 cd/m²	
重量：	5.2 kg	4.7 kg
电器兼容：	IEC 601-1 CE acc. To MDD	IEC 60601-1
系统语言：	英语，法语，德语，西班牙语，意大利语，葡萄牙语，希腊语，土耳其语，波兰语，俄语	数值码

动力系统
高性能微型 EC 电机 Ⅱ 和微型高速电机特点

高性能微型 EC 电机 Ⅱ 特点：

- 无刷高性能电机，自冷却
- 将电机尺寸压缩到最小
- 可高温高压消毒
- 可用专门机器清洗
- 连接线缆可拆卸

- 连接 INTRA 电钻手柄，使用广泛
- 最大扭矩 4 Ncm
- 转速可无级调节，最高可达 40,000 rpm
- 可配合高速手柄使用，最大转速可达 80,000 rpm

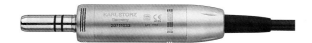

20711033

20711033　高性能微型 EC 电机 Ⅱ，用于 UNIDRIVE® Ⅱ/UNIDRIVE® ENT/OMFS/NEURO/ECO 和 **20**711073 连接线缆，也可以用于 UNIDRIVE®S Ⅲ ENT/ECO/NEURO 和 **20**711173 连接线缆

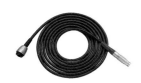

20711173　连接线缆，连接 **20**711033 高性能微型 EC 电机和 UNIDRIVE®S Ⅲ ENT/ECO/NEURO 主机

微型高速电机特点：

- 无刷高速电机
- 将电机尺寸压缩到最小
- 可高温高压消毒
- 可用专门机器清洗
- 连接线缆可拆卸

- 最大扭矩 6 Ncm
- 转速可无极调节，最高可达 60,000 rpm
- 可配合高速手柄使用，最大转速可达 100,000 rpm

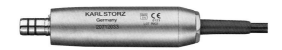

20712033

20712033　微型高速电机，最大转速 60,000 rpm，整合连接线缆，可用于 UNIDRIVE® S Ⅲ ENT/NEURO

UNIDRIVE® S Ⅲ ENT SCB
UNIDRIVE® S Ⅲ ECO

推荐系统配置

UNIDRIVE® S Ⅲ ENT SCB

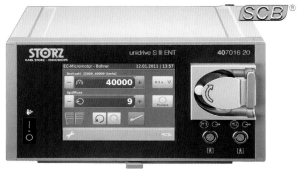

40701620-1

UNIDRIVE® S Ⅲ ECO

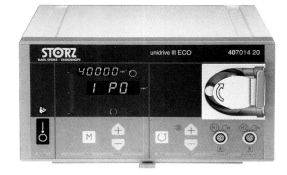

40701420

40701601-1　UNIDRIVE® S Ⅲ ENT SCB，动力系统主机，触摸屏控制，双电机输出，整合灌注泵和 SCB 模块，电源规格：100~240 VAC，50/60 Hz。

随箱附件包括：

电源线

冲洗器

双踏板脚踏，二级，可实现无级变速控制

硅胶管路，灌注用，可灭菌

夹子，用于硅胶管路

SCB 连接线，长 100 cm

一次性硅胶管路，无菌包装，包含 3 个

40701401　UNIDRIVE® S Ⅲ ECO，动力系统主机，双电机输出，整合灌注泵，电源规格：100~240 VAC，50/60 Hz。

随箱附件包括：

电源线

双踏板脚踏，二级，可实现无级变速控制

硅胶管路，灌注用，可灭菌

夹子，用于硅胶管路

技术参数：

触摸屏	UNIDRIVE® S Ⅲ ENT SCB：6. 4″/300 cd/m²	尺寸 w×h×d	300×165×265 mm
灌注流速	9 级	重量	5. 2 kg
电源规格	100~240 VAC，50/60 Hz	电磁兼容	EC 601-1，CE acc. to MDD

UNIDRIVE® S Ⅲ ENT SCB
UNIDRIVE® S Ⅲ ECO

系统组成

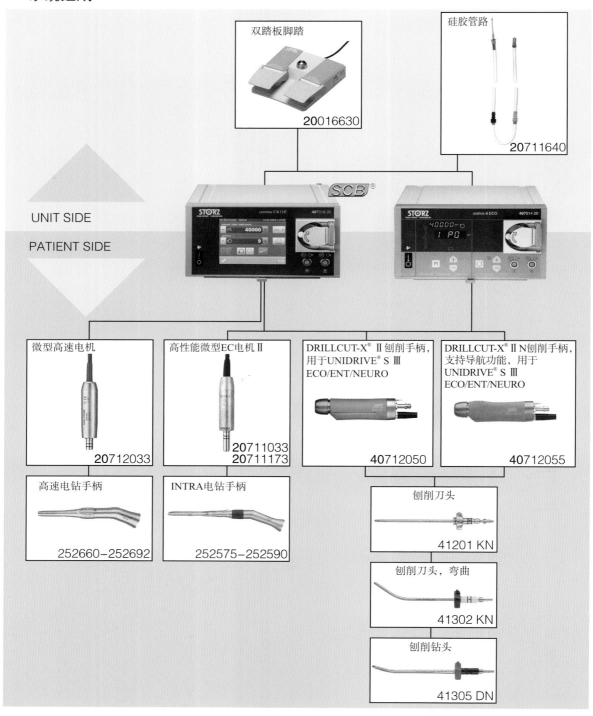

双踏板脚踏
20016630

硅胶管路
20711640

UNIT SIDE

PATIENT SIDE

微型高速电机
20712033

高性能微型EC电机Ⅱ
20711033
20711173

DRILLCUT-X® Ⅱ 刨削手柄，
用于UNIDRIVE® S Ⅲ
ECO/ENT/NEURO
40712050

DRILLCUT-X® Ⅱ N刨削手柄，
支持导航功能，用于
UNIDRIVE® S Ⅲ
ECO/ENT/NEURO
40712055

高速电钻手柄
252660–252692

INTRA电钻手柄
252575–252590

刨削刀头
41201 KN

刨削刀头，弯曲
41302 KN

刨削钻头
41305 DN

可选附件
用于 UNIDRIVE® S Ⅲ ENT SCB 和 UNIDRIVE® S Ⅲ ECO

L-280052	通用润滑油套装，6×500 ml 随箱附件包括：喷雾嘴
L-280052 C	喷雾嘴，用于 INTRA 电钻手柄的维护保养，结合 L-280052 B 通用润滑油使用

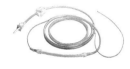

031131-10	灌注软管，一次性无菌包装，每包 10 个

DrillCut-X® 刨削手柄

特点

特点：	DrillCut-X® II 40712050	DrillCut-X® II N 40712055
刨削刀头最大转速 10,000 rpm；刨削钻头最大转速 12,000 rpm	●	●
直排式吸引通道	●	●
动能强劲，可打磨坚硬的骨质	●	●
运行稳定，无噪声，无振动	●	●
可浸泡，可机洗	●	●
刨削刀头和刨削钻头可固定，无位移	●	●
双电机输出：可同时连接刨削手柄和电钻手柄	●	●
极轻便设计	●	●
人机工程学设计手柄，可组装成笔式或枪式	●	●
可整合导航功能	—	●

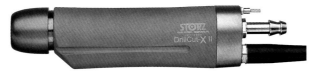

40712050

40712050   DRILLCUT-X® II 刨削手柄，用于 UNIDRIVE® S Ⅲ ECO/ENT/ NEURO/OMFS

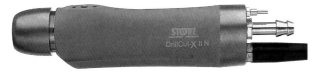

40712055

40712055   DRILLCUT-X® II N 刨削手柄，可整合导航功能，需连接 **40**800122 导航追踪器，用于 UNIDRIVE® S Ⅲ ECO/ENT/NEURO/OMFS

DrillCut-X® II 刨削手柄

特点：

- 功能强劲的电机

- 运行稳定，无噪声

- 人体工程学设计

- 刨削刀头为往复切口，最大转速 10,000 rpm

- 刨削磨头转动方向可选，最大转速 12,000 rpm

- 直排式吸引通道，整合灌注通道

- DRILLCUT-X® II 刨削手柄具有多种功能，可满足术者不同手术需求

- 消毒保养简便，可水洗，可真空高温高压消毒

- 设计简洁，术中可快速更换刀头

- 刨削刀头种类丰富

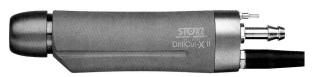

40712050

40712050　DRILLCUT-X® II 刨削手柄，用于 UNIDRIVE® S III ECO/ENT/NEURO/OMFS

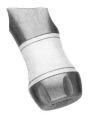

40712090

40712090　手柄，位置可调节，用于 40712050 DRILLCUT-X® II 刨削手柄和 40712055 DRILLCUT-X® II N 刨削手柄

可选附件：

41250 RA

41250 RA　清洗适配器，LUER-Lock 接口，用于清洗 DRILLCUT-X® 刨削手柄

DrillCut-X® Ⅱ N 刨削手柄

特点：

- 功能强劲的电机
- 运行稳定，无噪声
- 人体工程学设计
- 手柄轻便，便于持握
- 刨削刀头为往复切口，最大转速 10,000 rpm
- 刨削磨头转动方向可选，最大转速 12,000 rpm
- 直排式吸引通道，整合灌注通道
- 消毒保养简便，可水洗，可真空高温高压消毒
- 设计简洁，术中可快速更换刀头
- 刨削刀头种类丰富
- 可搭配导航追踪器 40800122 使用
- 可搭配 40800001 导航系统使用
- DRILLCUT-X® Ⅱ N 刨削手柄具有多种功能，可满足术者不同手术需求

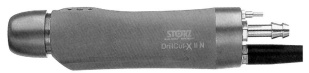

40712055

40712055　DRILLCUT-X® Ⅱ N 刨削手柄，可整合导航功能-需连接 40800122 导航追踪器，用于 UNIDRIVE® S Ⅲ ECO/ENT/NEURO/OMFS

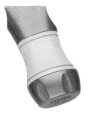

40712090

40712090　手柄，位置可调节，用于 40712050　DRILLCUT-X® Ⅱ 刨削手柄和 40712055 DRILLCUT-X® Ⅱ N 刨削手柄

可选附件：

41250 RA

41250 RA　清洗适配器，LUER-Lock 接口，用于清洗 DRILLCUT-X® 刨削手柄

DRILLCUT-X® Ⅱ 刨削手柄附件
用于 **40**712050 DRILLCUT-X®Ⅱ刨削手件和 **40**712055 DRILLCUT-X®Ⅱ N 刨削手件

特点：

- 人体工程学设计
- 设计轻便，便于持握
- 手柄位置可调节，满足不同需求
- 可连接 DRILLCUT-X® Ⅱ／DRILLCUT-X® Ⅱ N 刨削手件使用
- 旋转固定，操作简便
- 可高温高压消毒

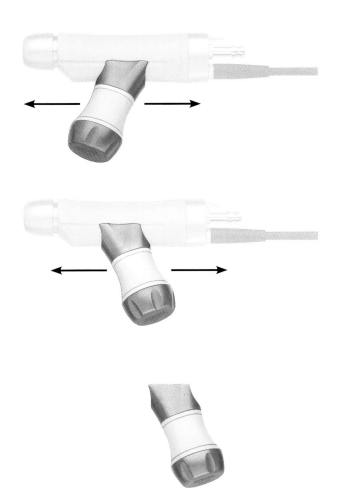

40712090

40712090　手柄，位置可调节，用于 **40**712050　DRILLCUT-X® Ⅱ 刨削手柄和 **40**712055 DRILLCUT-X® Ⅱ N 刨削手柄

刨削刀头，直型
用于鼻窦和颅底手术
结合 DRILLCUT-X® Ⅱ 刨削手柄和 DRILLCUT-X® Ⅱ N 刨削手柄使用

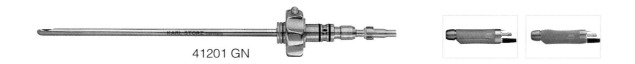

41201 GN

刨削刀头，直型，可重复使用

刀口	结合如下手柄使用 **40**712050 DRILLCUT-X® Ⅱ 刨削手柄 **40**712055 DRILLCUT-X® Ⅱ N 刨削手柄	刨削刀头 长 12 cm
	41201 KN	锯齿形切缘，直径 4 mm，色彩标识：蓝-红
	41201 KK	双面锯齿形切缘，直径 4 mm，色彩标识：蓝-黄
	41201 GN	凹面切缘，椭圆形切口，直径 4 mm，色彩标识：蓝-绿
	41201 LN	凹面切缘，斜面切口，直径 4 mm，色彩标识：蓝-黑
	41201 SN	直形切缘，直径 4 mm，色彩标识：蓝-蓝
	41201 KSA	锯齿形切缘，直径 3 mm，色彩标识：蓝-红
	41201 KKSA	双面锯齿形切缘，直径 3 mm，色彩标识：蓝-黄
	41201 LSA	凹面切缘，斜面切口，直径 3 mm，色彩标识：蓝-黑

可选附件：

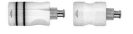

41200 RA   清洗适配器，LUER-Lock 接口，用于清洗可重复使用刨削刀头和其内芯

刨削刀头，弯型

用于鼻窦和颅底手术
结合 DRILLCUT-X® II 刨削手柄和 DRILLCUT-X® II N 刨削手柄使用

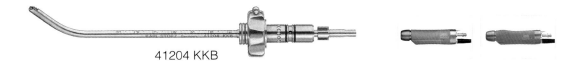

41204 KKB

刨削刀头，弯曲角度 35°/40°，可重复使用

刀口	结合如下手柄使用 **40**712050 DRILLCUT-X® II 刨削手柄 **40**712055 DRILLCUT-X® II N 刨削手柄	刨削刀头 长 12 cm
	41202 KN	35°弯曲，锯齿形切缘，向后切，直径 4 mm，色彩标识：蓝–红
	41204 KKF	40°弯曲，双面锯齿形切缘，向前切，直径 4 mm，色彩标识：蓝–黄
	41204 KKB	40°弯曲，双面锯齿形切缘，向后切，直径 4 mm，色彩标识：蓝–黄
	41204 KKFA	40°弯曲，双面锯齿形切缘，向前切，直径 3 mm，色彩标识：蓝–黄
	41204 KKBA	40°弯曲，双面锯齿形切缘，向后切，直径 3 mm，色彩标识：蓝–黄

可选附件：

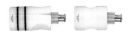

41200 RA　　清洗适配器，LUER-Lock 接口，用于清洗可重复使用刨削刀头和其内芯

刨削刀头，弯型

用于鼻窦和颅底手术

结合 DRILLCUT-X® II 刨削手柄和 DRILLCUT-X® II N 刨削手柄使用

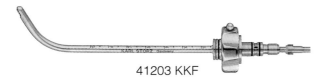 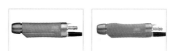

41203 KKF

刨削刀头，弯曲角度65°，可重复使用

刀口	结合如下手柄使用	刨削刀头 长 12 cm
	40712050 DRILLCUT-X® II 刨削手柄 **40**712055 DRILLCUT-X® II N 刨削手柄	
	41203 KNF	65°弯曲，锯齿形切缘，向前切，直径 4 mm，色彩标识：蓝-红
	41203 KNB	65°弯曲，锯齿形切缘，向后切，直径 4 mm，色彩标识：蓝-红
	41203 KKF	65°弯曲，双面锯齿形切缘，向前切，直径4 mm，色彩标识：蓝-黄
	41203 KKB	65°弯曲，双面锯齿形切缘，向后切，直径4 mm，色彩标识：蓝-黄
	41203 KKFA	65°弯曲，双面锯齿形切缘，向前切，直径3 mm，色彩标识：蓝-黄
	41203 KKBA	65°弯曲，双面锯齿形切缘，向后切，直径3 mm，色彩标识：蓝-黄
	41203 GNF	65°弯曲，凹面切缘，椭圆形切口，向前切，直径4 mm，色彩标识：蓝-绿
	41203 GNB	65°弯曲，凹面切缘，椭圆形切口，向后切，直径4 mm，色彩标识：蓝-绿

可选附件：

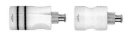

41200 RA　　清洗适配器，LUER-Lock 接口，用于清洗可重复使用刨削刀头和其内芯

刨削刀头，直型
用于鼻窦和颅底手术
结合 DRILLCUT-X® Ⅱ 刨削手柄和 DRILLCUT-X® Ⅱ N 刨削手柄使用

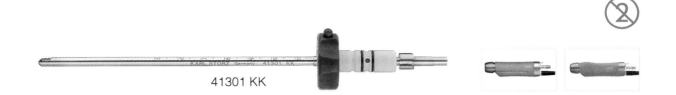

41301 KK

刨削刀头，直型，一次性使用，灭菌包装，每包 5 个

刀口	结合如下手柄使用 **40**712050 DRILLCUT-X®Ⅱ 刨削手柄 **40**712055 DRILLCUT-X®Ⅱ N 刨削手柄	刨削刀头 长 12 cm
	41301 KN	锯齿形切缘，直径 4 mm，色彩标识：蓝–红
	41301 KK	双面锯齿形切缘，直径 4 mm，色彩标识：蓝–黄
	41301 GN	凹面切缘，椭圆形切口，直径 4 mm，色彩标识：蓝–绿
	41301 LN	凹面切缘，斜面切口，直径 4 mm，色彩标识：蓝–黑
	41301 SN	直型切缘，直径 4 mm，色彩标识：蓝–蓝
	41301 KSA	锯齿形切缘，直径 3 mm，色彩标识：蓝–红
	41301 KKSA	双面锯齿形切缘，直径 3 mm，色彩标识：蓝–黄
	41301 LSA	凹面切缘，斜面切口，直径 3 mm，色彩标识：蓝–黑

刨削刀头，弯型

用于鼻窦和颅底手术

结合 DRILLCUT-X® II 刨削手柄和 DRILLCUT-X® II N 刨削手柄使用

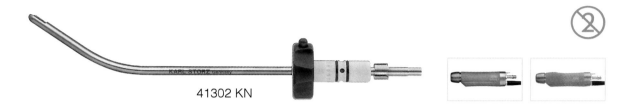

41302 KN

刨削刀头，弯曲 35°/40°，一次性使用，灭菌包装，每包 5 个

刀口	结合如下手柄使用	刨削刀头
	40712050 DRILLCUT-X® II 刨削手柄 **40**712055 DRILLCUT-X® II N 刨削手柄	长 12 cm
	41302 KN	35°弯曲，锯齿形切缘，向后切，直径 4 mm，色彩标识：蓝−红
	41304 KKF	40°弯曲，双面锯齿形切缘，向前切，直径 4 mm，色彩标识：蓝−黄
	41304 KKB	40°弯曲，双面锯齿形切缘，向后切，直径 4 mm，色彩标识：蓝−黄
	41304 KKFA	40°弯曲，锯齿形切缘，向前切，直径 3 mm，色彩标识：蓝−黄
	41304 KKBA	40°弯曲，双面锯齿形切缘，直径 3 mm，色彩标识：蓝−黄

刨削刀头，弯型

用于鼻窦和颅底手术

结合 DRILLCUT-X® II 刨削手柄和 DRILLCUT-X® II N 刨削手柄使用

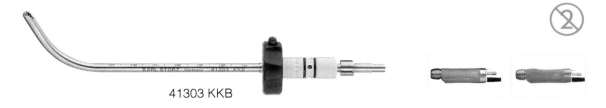

41303 KKB

刨削刀头，弯曲 65°，一次性使用，灭菌包装，每包 5 个

刀口	结合如下手柄使用 **40**712050 DRILLCUT-X® II 刨削手柄 **40**712055 DRILLCUT-X® II N 刨削手柄	刨削刀头 长 12 cm
	41303 KNF	65°弯曲，锯齿形切缘，向前切，直径 4 mm，色彩标识：蓝-红
	41303 KNB	65°弯曲，锯齿形切缘，向后切，直径 4 mm，色彩标识：蓝-红
	41303 KKF	65°弯曲，双面锯齿形切缘，向前切，直径 4 mm，色彩标识：蓝-黄
	41303 KKB	65°弯曲，双面锯齿形切缘，向后切，直径 4 mm，色彩标识：蓝-黄
	41303 KKFA	65°弯曲，双面锯齿形切缘，向前切，直径 3 mm，色彩标识：蓝-黄
	41303 KKBA	65°弯曲，双面锯齿形切缘，向后切，直径 3 mm，色彩标识：蓝-黄
	41303 GNF	65°弯曲，凹面切缘，椭圆形切口，向前切，直径 4 mm，色彩标识：蓝-绿
	41303 GNB	65°弯曲，凹面切缘，椭圆形切口，向后切，直径 4 mm，色彩标识：蓝-绿

鼻窦贴，弯型

用于鼻窦和颅底手术

结合 DRILLCUT-X® Ⅱ 刨削手柄和 DRILLCUT-X® Ⅱ N 刨削手柄使用

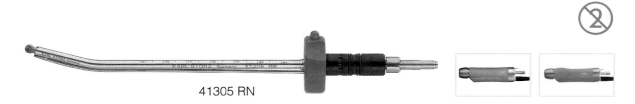

41305 RN

鼻窦贴，弯曲 70°/55°/40°/15°，一次性使用，灭菌包装，每包 5 个

刀口	结合如下手柄使用	刨削刀头
	40712050 DRILLCUT-X® Ⅱ 刨削手柄 **40**712055 DRILLCUT-X® Ⅱ N 刨削手柄	长 12 cm
	41304 W	弯曲 40°，圆筒形钻头，钻头直径 3 mm，杆直径 4 mm，色彩标识：红-蓝
	41303 WN	弯曲 55°，圆筒形钻头，磨头直径 3.6 mm，杆直径 4 mm，色彩标识：红-蓝
	41305 RN	弯曲 15°，切割钻，钻头直径 4 mm，杆直径 4 mm，色彩标识：红-黑
	41305 DN	弯曲 15°，金刚钻，钻头直径 3 mm，杆直径 4 mm，色彩标识：红-黄
	41305 DW	弯曲 40°，金刚钻，钻头直径 5 mm，杆直径 4 mm，色彩标识：红-黄
	41303 DT	弯曲 70°，金刚钻，钻头直径 3.6 mm，杆直径 4 mm，色彩标识：红-黄

刨削手柄附件

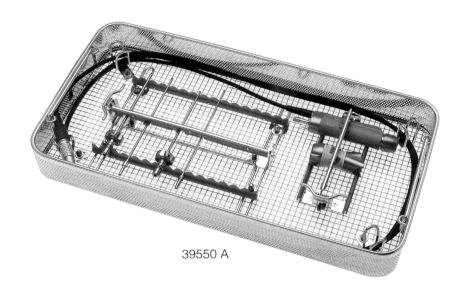

39550 A

39550 A 消毒盒，用于清洗和消毒过程中存放刨削系统配件

可容纳：

—最多 7 个刨削刀头

—连接线缆和手柄

INTRA 电钻手柄
用于筛窦和颅底手术
特点：

- 旋转固定锁，钻头装卸方便
- 旋转方向可设定向左或向右
- 最大转速可达 40, 000 rpm/80, 000 U/min
- 灌注通道可拆卸，方便清洗和调整位置

- 设计轻便
- 操作稳定，振动小
- 维护成本低
- 可用专用清洗机进行清洗
- 人体工程学设计，持握方便，不易滑脱

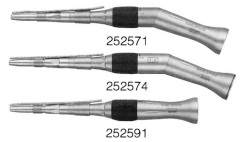

252571

252574

252591

252571 INTRA 电钻手柄，弯曲，长 15 cm，传动比 1∶1（40, 000 rpm），结合 KARL STORZ 高性能微型 EC 电机 II 和钻头使用

252574 同上，传动比 1∶2（80, 000 rpm）

252591 INTRA 电钻手柄，直，长 13 cm，传动比 1∶1（40, 000 rpm），结合 KARL STORZ 高性能微型 EC 电机 II 和钻头使用

⊢———— 9.5 cm ————⊣

649600–649770 G

形状	规格	直径（mm）	标准切割钻	细金刚石钻	粗金刚石钻
	014	1.4	649614	649714	–
	018	1.8	649618	649718	–
	023	2.3	649623	649723	649723 G
	027	2.7	649627	649727	649727 G
	031	3.1	649631	649731	649731 G
	035	3.5	649635	649735	649735 G
	040	4	649640	649740	649740 G
	045	4.5	649645	649745	649745 G
	050	5	649650	649750	649750 G
	060	6	649660	649760	649760 G
	070	7	649670	649770	649770 G

649600 标准切割钻，不锈钢材质，规格 014-070，长 9.5 cm，11 个/包

649700 细金刚石钻，不锈钢材质，规格 014-070，长 9.5 cm，11 个/包

649700 G 粗金刚石钻，不锈钢材质，打磨快速，发热少，规格 023-070，长 9.5 cm，9 个/包，颜色标识：金

280033 架子，可放置 36 根长 9.5 cm 的钻头，可折叠，可灭菌，规格为：22×14×2 cm

INTRA 电钻手柄
用于筛窦和颅底手术
特点：

- 旋转固定锁，钻头装卸方便
- 旋转方向可设定向左或向右
- 最大转速可达 40, 000 rpm/80, 000 U/min
- 灌注通道可拆卸，方便清洗和调整位置

- 设计轻便
- 操作稳定，振动小
- 维护成本低
- 可用专用清洗机进行清洗
- 人体工程学设计，持握方便，不易滑脱

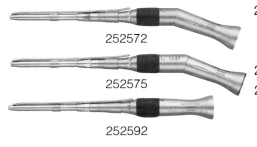

252572

252575

252592

252572 INTRA 电钻手柄，弯曲，长 18 cm，传动比 1:1（40, 000 rpm），结合 KARL STORZ 高性能微型 EC 电机 II 和钻头使用

252575 同上，传动比 1:2（80, 000 rpm）

252592 INTRA 电钻手柄，直，长 17 cm，传动比 1:1（40, 000 rpm），结合 KARL STORZ 高性能微型 EC 电机 II 和钻头使用

|←———— 12.5 cm ————→|

649600 L–649770 GL

形状	规格	直径（mm）	标准切割钻	细金刚石钻	粗金刚石钻
	014	1.4	649614 L	649714 L	–
	018	1.8	649618 L	649718 L	–
	023	2.3	649623 L	649723 L	649723 GL
	027	2.7	649627 L	649727 L	649727 GL
	031	3.1	649631 L	649731 L	649731 GL
	035	3.5	649635 L	649735 L	649735 GL
	040	4	649640 L	649740 L	649740 GL
	045	4.5	649645 L	649745 L	649745 GL
	050	5	649650 L	649750 L	649750 GL
	060	6	649660 L	649760 L	649760 GL
	070	7	649670 L	649770 L	649770 GL

649600 L 标准切割钻，不锈钢材质，规格 014-070，长 12.5 cm，11 个/包

649700 L 细金刚石钻，不锈钢材质，规格 014-070，长 12.5 cm，11 个/包

649700 GL 粗金刚石钻，不锈钢材质，打磨快速，发热少，规格 023-070，长 12.5 cm，9 个/包，颜色标识：金

280034 架子，可放置 36 根 12.5 cm 的钻头，可折叠，可灭菌，规格为：22×17×2 cm

钻头附件

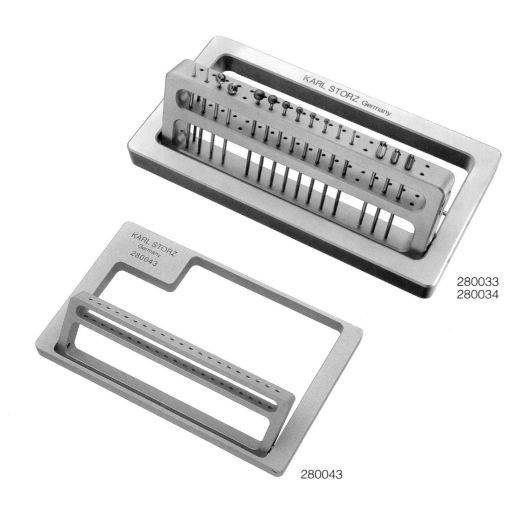

280033
280034

280043

280033 架子，可放置 36 根长 9.5 cm 的钻头，可折叠，可
        灭菌，规格为：22×14×2 cm
280034 架子，可放置 36 根 12.5 cm 的钻头，可折叠，可
        灭菌，规格为：22×17×2 cm
280043 架子，扁平式设计，可同时放置 6 根 7 cm 和 15 根
        9.5 cm 钻头，可折叠，可灭菌，规格为：17.5×
        11.5×1.2 cm

钻头附件

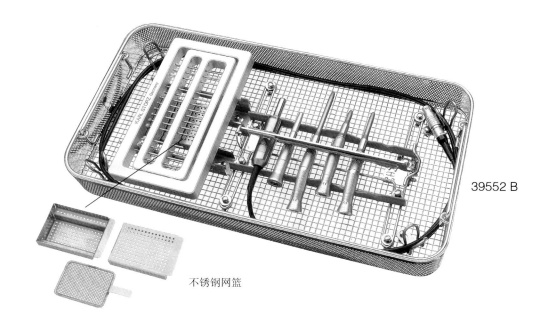

39552 B

不锈钢网篮

39552 A 消毒盒，用于清洗和消毒过程中存放电钻系统配件，结合 280030 架子使用，具有不锈钢网篮用于存放小配件。随箱附件不包括架子。

可存放配件包括：
 – 最多可存放 6 个电钻手柄
 – 连接线缆
 – 微型 EC 电机
 – 其他小配件

39552 B 消毒盒，用于清洗和消毒过程中存放电钻系统配件，结合 280030 架子使用，具有不锈钢网篮用于存放小配件。随箱附件包括架子。

可存放配件包括：
 – 最多可存放 6 个电钻手柄
 – 连接线缆
 – 微型 EC 电机
 – 最多 36 根钻头
 – 其他小配件

UNIDRIVE® S Ⅲ ENT SCB

高速电钻手柄，弯曲，100,000 rpm

100,000 rpm

直径7.5 mm

结合高速钻头和 **20**712033 高速微型电机使用，高速钻头杆直径 3. 17 mm

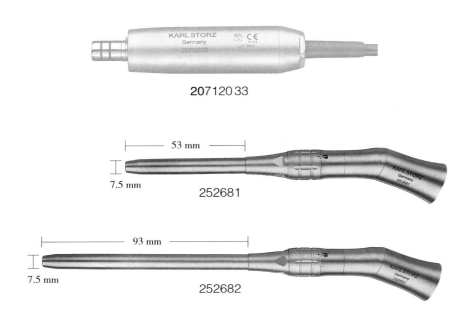

20712033

252681

252682

| 252681 | 高速电钻手柄，中，弯曲，100,000 rpm，结合 **20**712033 高速微型电机使用 |
| 252682 | 高速电钻手柄，长，弯曲，100,000 rpm，结合 **20**712033 高速微型电机使用 |

UNIDRIVE® S Ⅲ ENT SCB
高速电钻手柄，弯曲，60,000 rpm

结合高速钻头和 **207**12033 高速微型电机使用，高速钻头杆直径 2.35 mm

60,000 rpm
直径5.5 mm

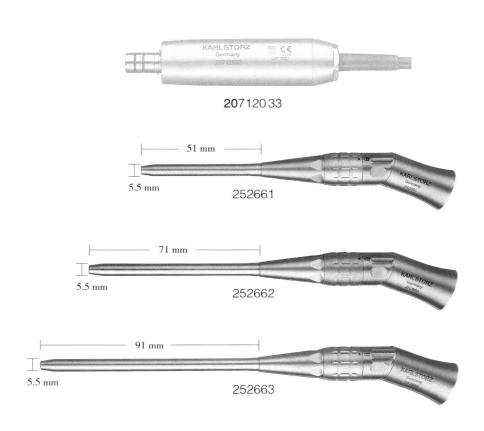

20712033

51 mm

5.5 mm   252661

71 mm

5.5 mm   252662

91 mm

5.5 mm   252663

252661	高速电钻手柄，短，弯曲，60,000 rpm，结合 **20**712033 高速微型电机使用
252662	高速电钻手柄，中，弯曲，60,000 rpm，结合 **20**712033 高速微型电机使用
252663	高速电钻手柄，长，弯曲，60,000 rpm，结合 **20**712033 高速微型电机使用

UNIDRIVE® S Ⅲ ENT SCB
高速电钻手柄，直型，60,000 rpm

结合高速钻头和 **207**12033 高速微型电机使用，高速钻头杆直径 2.35 mm

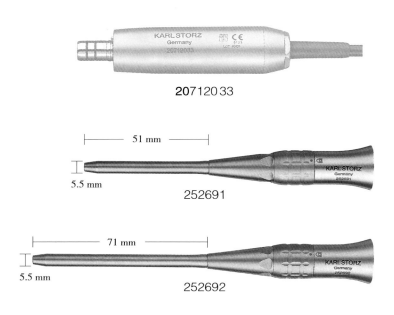

207120 33

252691

252692

252691   高速电钻手柄，短，直，60,000 rpm，结
          合 **20**712033 高速微型电机使用
252692   高速电钻手柄，中，直，60,000 rpm，结
          合 **20**712033 高速微型电机使用

UNIDRIVE® S Ⅲ ENT SCB
高速电钻手柄，纤细，弯曲，可塑形，60,000 rpm

结合高速钻头和 **207**12033 高速微型电机使用，高速钻头杆直径 1 mm

60,000 rpm

直径4.7 mm

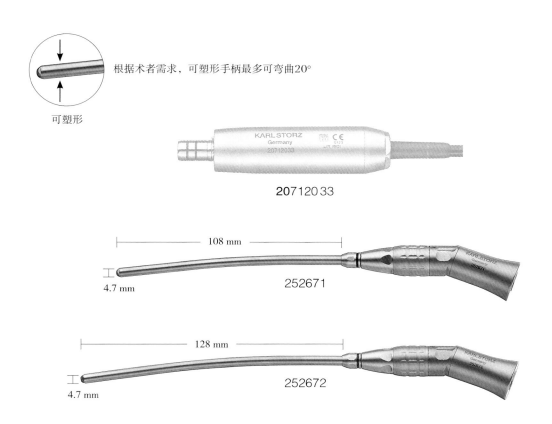

根据术者需求，可塑形手柄最多可弯曲20°

可塑形

20712033

108 mm

4.7 mm

252671

128 mm

4.7 mm

252672

252671　高速电钻手柄，加长，可塑形，纤细，弯曲，60,000 rpm，结合 **207**12033 高速微型电机使用

252672　高速电钻手柄，超长，可塑形，纤细，弯曲，60,000 rpm，结合 **207**12033 高速微型电机使用

UNIDRIVE® S Ⅲ ENT SCB

高速切割钻头，高速金刚石钻头

配合高速电钻手柄 100,000 rpm 使用

100,000 rpm
直径7.5 mm

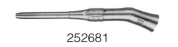

252681

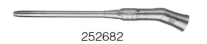

252682

高速切割钻头，100,000 rpm，一次性使用，无菌包装，每包 5 个

直径/mm	中	长
1	350110 M	–
2	350120 M	350120 L
3	350130 M	350130 L
4	350140 M	350140 L
5	350150 M	350150 L
6	350160 M	350160 L
7	350170 M	350170 L

高速金刚石钻头，100,000 rpm，一次性使用，无菌包装，每包 5 个

直径/mm	中	长
1	350210 M	–
2	350220 M	350220 L
3	350230 M	350230 L
4	350240 M	350240 L
5	350250 M	350250 L
6	350260 M	350260 L
7	350270 M	350270 L

UNIDRIVE® S Ⅲ ENT SCB

高速粗金刚石钻头，高速橡子形钻头，高速辊钻钻头，高速火柴头形钻头

100,000 rpm
直径7.5 mm

配合高速电钻手柄 100,000 rpm 使用

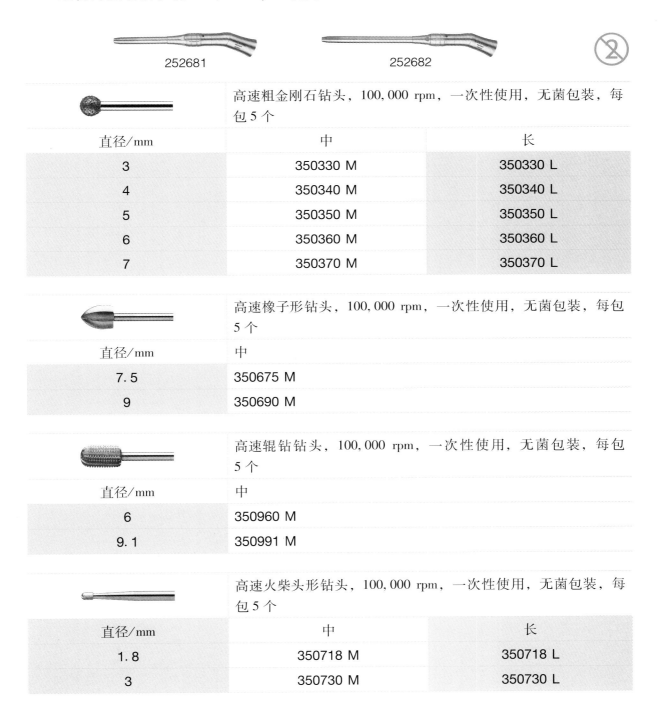

252681   252682

高速粗金刚石钻头，100,000 rpm，一次性使用，无菌包装，每包5个

直径/mm	中	长
3	350330 M	350330 L
4	350340 M	350340 L
5	350350 M	350350 L
6	350360 M	350360 L
7	350370 M	350370 L

高速橡子形钻头，100,000 rpm，一次性使用，无菌包装，每包5个

直径/mm	中
7.5	350675 M
9	350690 M

高速辊钻钻头，100,000 rpm，一次性使用，无菌包装，每包5个

直径/mm	中
6	350960 M
9.1	350991 M

高速火柴头形钻头，100,000 rpm，一次性使用，无菌包装，每包5个

直径/mm	中	长
1.8	350718 M	350718 L
3	350730 M	350730 L

UNIDRIVE® S Ⅲ ENT SCB
高速切割钻头，高速金刚石钻头

配合高速电钻手柄 60, 000 rpm 使用

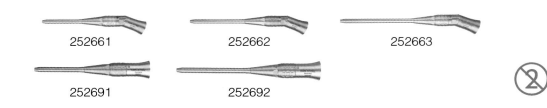

| 252661 | 252662 | 252663 |
| 252691 | 252692 | |

高速切割钻头，60, 000 rpm，一次性使用，无菌包装，每包 5 个

直径/mm	短	中	长
1	330110 S	330110 M	–
2	330120 S	330120 M	330120 L
3	330130 S	330130 M	330130 L
4	330140 S	330140 M	330140 L
5	330150 S	330150 M	330150 L
6	330160 S	330160 M	330160 L
7	330170 S	330170 M	330170 L

高速金刚石钻头，60, 000 rpm，一次性使用，无菌包装，每包 5 个

直径/mm	短	中	长
0. 6	330206 S	–	–
1	330210 S	330210 M	–
1. 5	330215 S	–	–
2	330220 S	330220 M	330220 L
3	330230 S	330230 M	330230 L
4	330240 S	330240 M	330240 L
5	330250 S	330250 M	330250 L
6	330260 S	330260 M	330260 L
7	330270 S	330270 M	330270 L

UNIDRIVE® S Ⅲ ENT SCB

高速金刚石钻头，高速桶形钻头，LINDEMANN 高速锥形钻头

配合高速电钻手柄 60,000 rpm 使用

60,000 rpm
直径5.5 mm

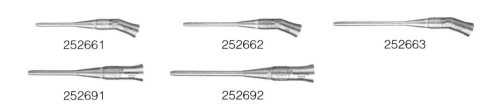

252661	252662	252663

252691	252692

高速粗金刚石钻头，60,000 rpm，一次性使用，无菌包装，每包5个

直径/mm	短	中	长
3	330330 S	330330 M	330330 L
4	330340 S	330340 M	330340 L
5	330350 S	330350 M	330350 L
6	330360 S	330360 M	330360 L
7	330370 S	330370 M	330370 L

高速桶形钻头，60,000 rpm，一次性使用，无菌包装，每包5个

直径/mm	短
4	330440 S
6	330460 S

LINDEMANN 高速锥形钻头，60,000 rpm，一次性使用，无菌包装，每包5个

直径/长度/mm	短
2.1/11	330511 S
2.3/26	330526 S

UNIDRIVE® S Ⅲ ENT SCB
高速金刚石钻头

配合高速电钻手柄 60,000 rpm 使用

| 60,000 rpm |
| 直径4.7 mm |

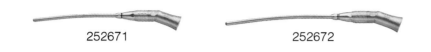

252671   252672

高速金刚石钻头，60,000 rpm，一次性使用，无菌包装，每包5 个

直径/mm	加长	超长
2	320220 EL	320220 SL
3	320230 EL	320230 SL
4	320240 EL	320240 SL

高速粗金刚石钻头，60,000 rpm，一次性使用，无菌包装，每包5 个

直径/mm	加长	超长
2	320320 EL	320320 SL
3	320330 EL	320330 SL
4	320340 EL	320340 SL

NAV1 optical 手术导航系统
可与任何手术室整合，节约空间

KARL STORZ NAV1 optical 导航系统可轻松安装于吊臂吊塔，实现与 OR1 一体化手术室无缝整合，节约手术室空间，提供手术室零足迹导航完整解决方案，方便术者使用和手术室管理。

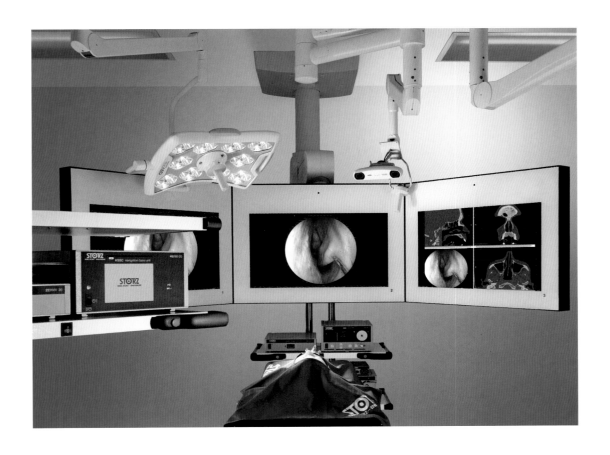

NAV1 optical 手术导航系统
可与任何手术室整合，节约空间

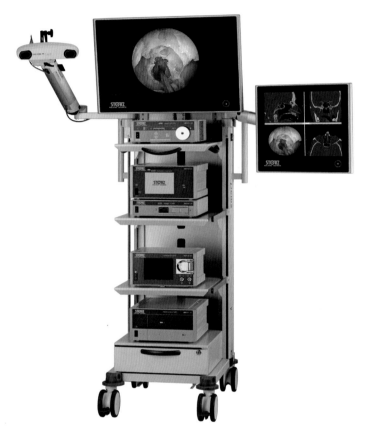

40810001   KARL STORZ NAV1 导航主机，包括：

- 1 台控制主机
- 1 个光电鼠标
- 1 个红外摄像头
- 1 个可移动支撑架
- 1 根摄像头电缆 750
- 1 根导航头带
- 1 个患者追踪器
- 1 个运输箱
- 1 根导航探针
- 1 根电源线

探针，患者定位器及头带
用于光学手术导航系统

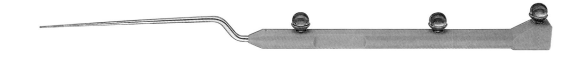

40 8001 10

408001 10　　导航探针，带有玻璃定位球，可高温高压消毒，规
　　　　　　　格为：295×15×30 mm

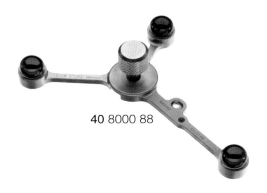

40 8000 88

408000 88　　患者追踪器，具有器械注册适配器和玻璃定位球，
　　　　　　　可高温高压消毒。规格为：80×60×12 mm

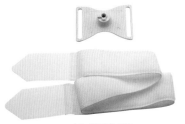

40 8000 83

408000 83　　导航头带，一次性使用，配合 KARL STORZ 导航系
　　　　　　　统使用

408001 10　　导航探针是一款基础的导航手术器械，用途广泛

408000 88　　患者定位器用于定位患者的位置

导航吸引管

成角度，上弯，下弯

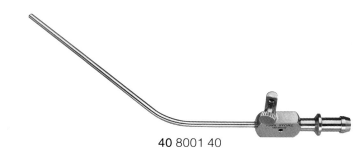

408001 40   FRAZIER 导航吸引管，成角度，适合右手操作，带控制孔，9 Fr.，工作长度 9 cm

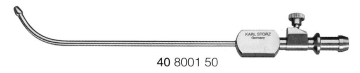

408001 50   v. EICKEN 导航吸引管，上弯，适合右手使用，外径 3 mm，长 16.5 cm

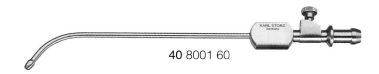

408001 60   v. EICKEN 导航吸引管，下弯，适合右手使用，外径 3 mm，长 16.5 cm

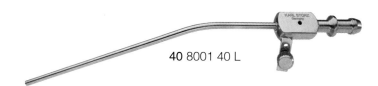

40800140 L   FRAZIER 导航吸引管，成角度，适合左手使用，9 Fr.，工作长度 9 cm，长 16 cm

导航吸引管 新型
成角度，上弯，下弯

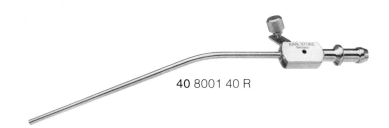

40 8001 40 R

40800140 R   FRAZIER 导航吸引管，成角度，右手用，9 Fr.，工作长度 9cm，长 16 cm

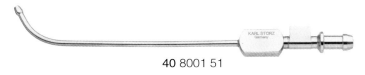

40 8001 51

40800151   v. EICKEN 导航吸引管，上弯，左右手用，外径 3 mm，长 16.5 cm

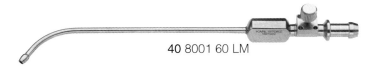

40 8001 60 LM

40800160 LM   v. EICKEN 导航吸引管，左弯，左右手用，外径 3 mm，长 16.5 cm

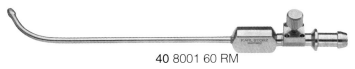

40 8001 60 RM

40800160 RM   FRAZIER 导航吸引管，右弯，适合左手使用，9 Fr.，工作长度 9 cm，长 16 cm

器械定位器
用于 NAV1 系列导航系统

器械定位器用来配合导航系统和手术器械使用，可术中定位器械在人体内的位置，可高温高压消毒。器械定位器设计小巧，减少了损伤的风险，并且方便器械操作。

特点：

- 人体工程学设计，便于持握

- 可兼容多种导航手术器械

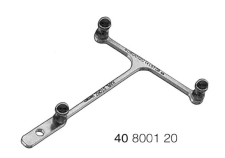

40 8001 20

408001 20   导航器械定位器，可高温高压消毒，规格：70×50×14 mm，配合 **40**80014x，**40**80015x，**40**80016x 和 **40**80017x 的导航手术器械使用

消毒盒

用于在清洗和消毒的过程中，存放导航探针和患者定位器

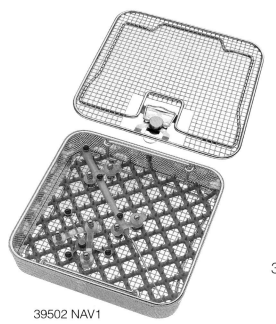

39502 NAV1

39502 NAV1   消毒盒，用于存放导航探针及患者定位器，规格（w×d×h）：240×250×70 mm

消毒盒

用于在清洗和消毒的过程中，存放导航吸引管和器械定位器

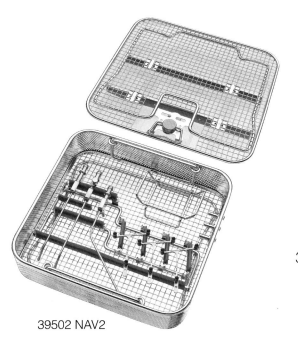

39502 NAV2

39502 NAV2   消毒盒，用于存放导航吸引管和器械定位器，规格（w×d×h）：240×250×70 mm

IMAGE1 S 影像平台

经济节省，无限扩展

- 模块化设计

- 兼容（向前/后）各种型号的电子镜和全高清摄像头

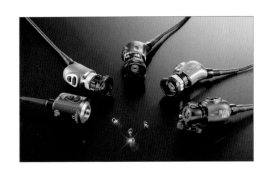 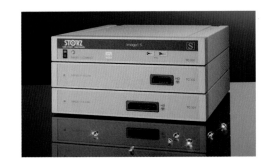

创新设计

- 智能化图标——直观的图形化界面，即时显示系统当前状态

- 桌面菜单——在使用前快速检查系统状态

- 系统菜单——允许医生在手术中自由调整

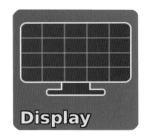 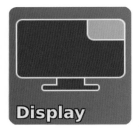

智能化图标

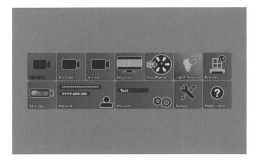 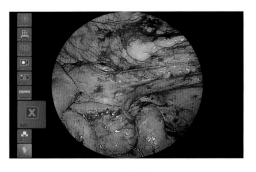

桌面菜单   即时菜单

IMAGE1 S 影像平台

卓越的成像
- 饱满锐利的全高清图像
- 5 大影像增强功能
- 兼容硬镜和电子镜

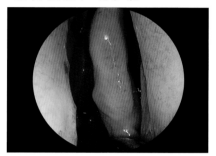

标准模式

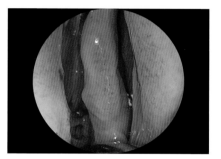

CLARA 模式

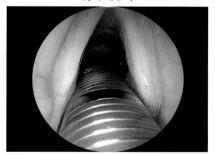

标准模式

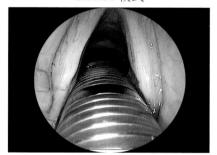

CHROMA 模式

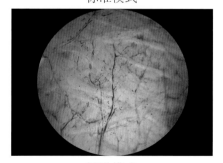

标准模式

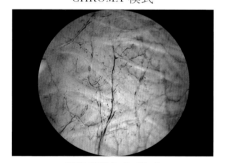

SPECTRA A 模式

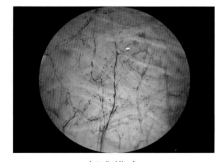

标准模式

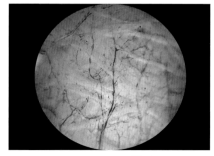

SPECTRA B 模式

IMAGE1 S 影像平台

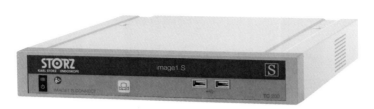

TC 200EN

TC 200EN   IMAGE1 CONNECT 摄像主机，分辨率 1920×1080，内置 KARL STORZ-SCB 及数字
化图像处理模块，电源规格：100-120 VAC/200-240 VAC，50/60 Hz
随箱附件包括：

- 电源线，长 300 cm
- DVI-D 连接线，长 300 cm
- SCB 连接线，长 100 cm
- USB，32 GB

特点：

高清视频输出	−2×DVI-D	电源规格	100-120 VAC/200-240 VAC
	−1×3G-SDI	电源频率	50/60 Hz
信号输出	1920×1080p，50/60 Hz	电磁兼容性	I，CF-Defib
信号输入	3×	规格（宽×高×长）	305×55×318 mm
USB 接口	4×，2 个在前，2 个在后	重量	2.1 kg
SCB 接口	2×		

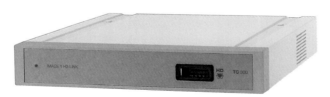

TC 300

TC 300   IMAGE1 H3-LINK 模块，连接模块，支持 IMAGE1 HD 三晶片系列摄像头，结合 TC
200EN 摄像主机模块使用，电源规格：100-120 VAC/200-240 VAC，50/60 Hz
随箱附件包括：

- 电源线，长 300 cm
- 连接线，长 30 cm

特点：

摄像系统	TC 300（H3-Link）
支持的摄像头/电子镜种类	TH 100，TH 101，TH 102，TH 103，TH 104，TH 106（可使用影像增强功能） **22**220055-3，**22**220056-3，**22**220053-3，**22**220060-3，**22**220061-3，**22**220054-3（不可使用影像增强功能）
连接模块图像输出	1x
电源规格	100-120 VAC/200-240 VAC
电源频率	50/60 Hz
电磁兼容性	I，CF-Defib
规格（宽×高×长）	305×55×318 mm
重量	1. 86 kg

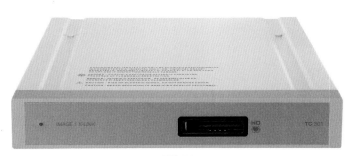

TC 301

TC 301　IMAGE1 X-LINK 模块，与各类 KARL STORZ 电子镜配合使用。
电源规格：100-120 VAC/200-240 VAC，50/60 Hz

随箱附件包括：

- 电源线，长 300 cm

- 连接线，长 30 cm

IMAGE1 S 全高清摄像头

用于 IMAGE1 S 影像平台以及全部 IMAGE1 HUB™HD 摄像系统。

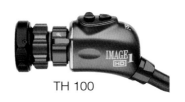

TH 100

TH 100　IMAGE1 S H3-Z 三晶片全高清摄像头，支持影像增强功能，最高分辨率为 1920×1080，逐行扫描，可浸泡、气体或低温等离子消毒，可光学变焦，焦距为 f = 15-31 mm (2x)，具有 2 个可自由编程的摄像头按钮

特点：

IMAGE1 全高清摄像头	IMAGE1 S H3-Z
型号	TH 100
感光元件	$3×^1/_3''$ CCD 芯片
最高分辨率	1920×1080
规格 (宽×高×长)	39×49×114 mm
重量	270 g
光学元件	2 倍光学变焦，焦距 f = 15-31 mm
最小感光度	F 1. 4/1. 17 Lux
光学接口	标准
线缆	不可拆卸
线缆长度	300 cm

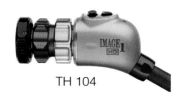

TH 104

TH 104　IMAGE1 H3-ZA 三晶片全高清摄像头，支持影像增强功能，可高温高压消毒，最高分辨率为 1920×1080，逐行扫描，可浸泡、气体或低温等离子消毒，可光学变焦，焦距为 f=15–31 mm （2x），具有 2 个可自由编程的摄像头按钮。

特点：

IMAGE1 全高清摄像头	IMAGE1 S H3-ZA
型号	TH 104
感光元件	$3×^1/_3''$ CCD 芯片
最高分辨率	1920×1080
规格 (宽×高×长)	39×49×100 mm
重量	299 g
光学元件	2 倍光学变焦，焦距 f = 15-31 mm
最小感光度	F 1. 4/1. 17 Lux
光学接口	标准
线缆	不可拆卸
线缆长度	300 cm

KARL STORZ 医用监视器

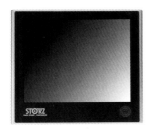

9619 NB

9619 NB　19 寸高清监视器

色彩制式为 PAL/NTSC，最大分辨率 1280×1024，电源规格为 100-240 VAC，50/60 Hz。

随箱附件包括：

- 电源适配器
- DVI-D 连接线
- BNC 视频线
- VGA 视频线
- S-Video（Y/C）连接线

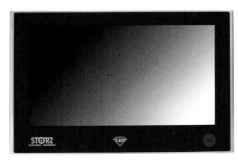

9627 NB/NB-2

9627 NB　27 寸高清监视器

具有 VESA 100 挂架，可以悬吊安放，色彩制式为 PAL/NTSC，最大分辨率 1920×1080，图像格式为 16:9，电源规格为 85-265 VAC，50/60 Hz。

随箱附件包括：

- 电源适配器
- DVI-D 连接线
- BNC 视频线
- VGA 视频线
- S-Video（Y/C）连接线

9627 NB-2　同上，具有两路视频输入

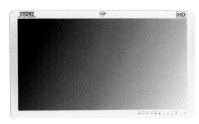

9826 NB

9826 NB　26 寸全高清监视器

具有 VESA 100 挂架，可以悬吊安放，色彩制式为 PAL/NTSC，最大分辨率 1920×1080，图像格式为 16:9，电源规格为 100-240 VAC，50/60 Hz。

随箱附件包括：

- 电源适配器
- 电源线

KARL STORZ 医用监视器

KARL STORZ 高清/全高清监视器	19 寸	26 寸	27 寸	
具有 VESA 100 挂架	9619 NB	9826 NB	9627 NB	9627 NB-2
输入：				
DVI-D	1×	1×	1×	2×
光纤	–	–	可选	可选
3G-SDI	–	1×	–	可选
RGBS（VGA）	1×	1×	1×	2×
S-Video	1×	1×	1×	2×
Composite/FBAS	1×	1×	1×	2×
输出：				
DVI-D	1×	1×	1×	1×
S-Video	1×	–	1×	1×
Composite/FBAS	1×	1×	1×	1×
RGBS（VGA）	1×	–	–	–
3G-SDI	–	1×	–	可选
显示：				
4:3	●	●	●	●
5:4	–	●	●	●
16:9	–	●	●	●
画中画功能	●	●	●	●
PAL/NTSC 信号格式	●	●	●	●

可选附件：

9826 SF　底座，用于 9826 NB 监视器

9626 SF　底座，用于 96xx 系列监视器

技术参数：

KARL STORZ 高清/全高清监视器	19 寸	26 寸	27 寸
底座	可选	可选	可选
产品号：	9619 NB	9826 NB	9627 NB/NB-2
亮度	170 cd/m² (typ)	500 cd/m² (typ)	240 cd/m² (typ)
最大视角	178°垂直面	178°垂直面	178°垂直面
像素	0.29 mm	0.3 mm	0.3 mm
反应时间	5 ms	8 ms	12 ms
对比度	500:1	1400:1	3000:1
挂架	100 mm VESA	100 mm VESA	100 mm VESA
重量	10 kg	7.7 kg	9.8 kg
功率	38 W	69 W	45 W
工作温度	0~40℃	5~35℃	0~40℃
存储温度	−20~60℃	−20~60℃	−20~60℃
相对湿度	最大80%	最大85%	最大85%
规格/宽×高×长	469.5×415×75.5 mm	643×396×87 mm	696×445.5×55 mm
电源规格	100~240 VAC	100~240 VAC	85~265 VAC

冷光源和配件

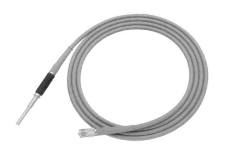

495 NT	导光束，直型接口，直径 2.5 mm，长度 180 cm
495 NTW	导光束，90°接口，直径 2.5 mm，长度 180 cm
495 NTX	同上，长度 230 cm

LED NOVA®150，高性能 LED 冷光源

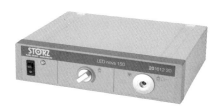

20161201 LED Nova 150，高性能 LED 冷光源，具有一个光源输出接口，电源规格 100-240 VAC，50/60 Hz
随箱附件包括：
电源线

XENON NOVA®175 冷光源

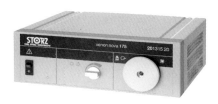

20131501 XENON NOVA®175 冷光源，电源规格：100-125 VAC/220-240 VAC，50/60 Hz
随箱附件包括：
电源线

20132026 XENON 灯泡，1 个，175 W，15 V

XENON 300 SCB 冷光源

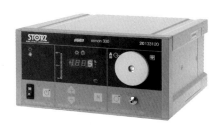

20133101-1 XENON 300 SCB 冷光源，整合 KARL STORZ SCB 功能，电源规格：100-125 VAC/220-240 VAC，50/60 Hz
随箱附件包括：
- 电源线
- 硅胶软管，可高温高压，长 250 cm
- SCB 连接线，长 100 cm

20133027 XENON 灯泡，涂油隔热胶，300 W，15 V

20133028 XENON 灯泡，1 个，300 W，15 V

KARL STORZ AIDA® 医用数据管理系统
智能存储，优化管理

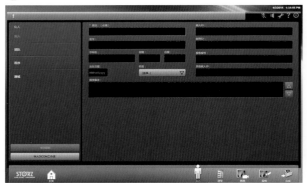

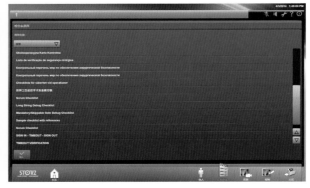

患者

轻松简易输入、获取患者信息，确保患者信息齐全、无误

核查

内置手术安全核查系统，确保手术流程标准化操作，从而辅助护理团队不断提高患者手术安全

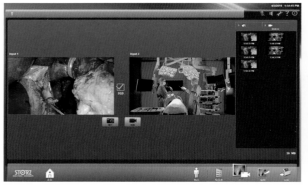

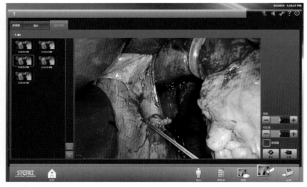

记录

采集全高清 1080P 图片和视频，并且支持 3D 影像采集和显示

双路影像采集功能，可同步或独立地记录 2D 和 3D 影像

高质量的数据采集和存储性能，辅助临床团队更好地进行手术数据管理

编辑

可快速调整存储的照片和视频。可对图片进行快速优化，然后直接放入报告。此外，可从视频中冻结图像保存为照片，帮助术者优化手术数据信息

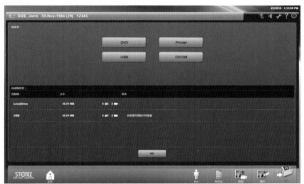

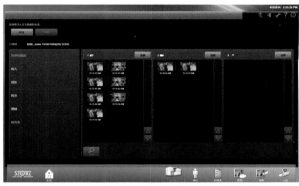

存储

可快速结束所有流程。大容量 2T 存储空间，支持多种储存方式。支持多功能并行处理，数据存储时仍可进行其他工作流程，提高工作效率。全程数据保护，避免数据信息丢失

参考

可随时查看所有重要的信息。包括：患者信息、手术照片、视频、手术安全核对表、病例报告等，为临床团队提供全面的手术数据信息

产品特点

- 双路全高清 2D 和 3D 影像采集

- 动静态影像分辨率 1920×1080

- USB3.0 接口，快速存储

- 支持外接存储设备同步数据采集

- 全程数据保护，电气安全测试和强大的缓存

- 整合 SMARTSCREEN® 触摸屏

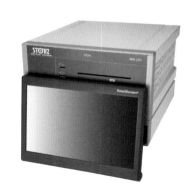

订购型号

WD 250-EN 带 SMARTSCREEN® 触摸屏的 AIDA™

AIDA™ 医用数据管理系统，用于记录动态和静止影像，双通道，最高分辨率为全高清，2D/3D，包括 SMARTSCREEN® 触摸屏，电源为 100-240VAC，50/60Hz

台车

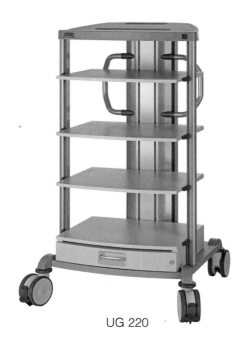

UG 220

UG 220 台车，四轮转动，可锁定。

规格如下：

台车：830×1474×730 mm（w×h×d）

层板：630×510 mm（w×d）

滚轮直径：150 mm

随箱附件包括：

- 台车
- 包装箱
- 支臂
- 层板，3 个
- 抽屉，带锁
- 台车扶手，2 个
- 摄像头支架

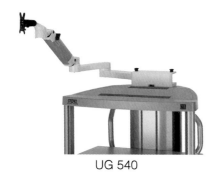

UG 540

UG 540 显示器摆动支臂，摆动幅度为 180°，最大载重为 15 kg，用于 UG ×××系列台车

台车附件，推荐

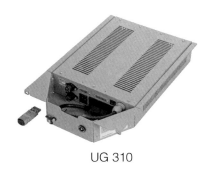

UG 310

UG 310　　变压器，200 V-240 V 规格为：330×90×495 mm（w×h×d），适用于 UG×××系列台车

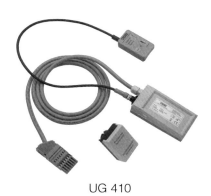

UG 410

UG 410　　接地监控器，用于漏电保护，规格为：44×80×29 mm（w×h×d），适用于 UG 310 台车

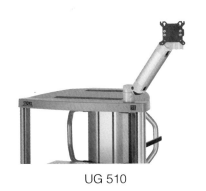

UG 510

UG 510　　显示器支臂，高度可调节，左右转动角度约320°，最大载重 15 kg。适用于 UG×××系列台车